大展好書　好書大展

序文

中國人對卡路里、維他命和鈣質這些名詞一無所知，同時，他們也不知道什麼是疾病，很多青年男女就像牛一樣的有力、鹿一樣的敏捷和虎一樣的强壯。

把漢藥當作每日的食物，稱為「藥膳」，這是自古就流傳下來的，不但能改善體質，還能保持身體的健康。作為藥膳的材料不但容易買到，而且價格便宜，美味又可延年益壽。

最近，中國在陝西省西安市設立「中國經典營養學研究所」，這個機構收集了從中國各地傳下來的藥膳，並參以現代的營養學來研究，而且最先和日本群馬縣的中國醫療研究協會做國際交流，本書才得以誕生。日本自古以來就有很好的飲食習慣，譬如甜不辣和白蘿蔔一起食用，味噌湯加上七味辣椒來喝，生魚片配以紫蘇來食用等等。最後希望藉本書的發行，能使中日兩國傳統的營養學做真正的交流，同時，我相信採用現代營養學的觀點可以使飲食方法更趨於完美，對大家的健康更有幫助，這也是我最大的希望。

目錄

二、藥膳為什麼有效

三、最有效的七十二種藥膳

從南瓜至蘋果

四、日常食品的使用方法和效能

各種食品及各種中藥的「性」及「味」

蔬菜類

五、能提高藥膳效果的中藥

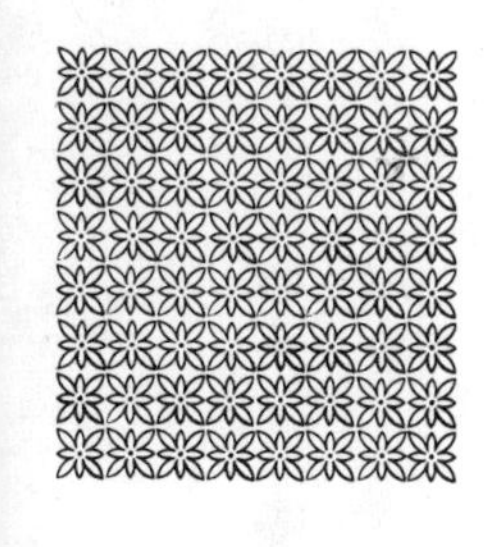

第一章

我們為藥膳所救

藉著食和飲來治療疾病

令人驚奇的《藥膳效果》

●從中國人的病例來看

高血壓

李 △△（女性·五十二歲）

我爲高血壓所苦已有十年，在一九八〇年四月，突然左半身無法用力，嘴巴向左歪，說話不流利，曾找西醫診斷，醫生開給我降血壓的藥物，經過了半年左右的治療，可是病情仍未見起色。

十一月，我轉診中醫，然後我根據傳統營養學，開始做飲食療法。

我把似海蜇皮類的海產物和似桑葉果實類的東西熬成湯，一天飲用兩次，一個月後，全身的感覺非常舒服，尤其不再目眩，四肢也不感到痲痺，血壓更是降到一三〇／八〇。

從此，血壓狀態維持良好，每天的生活都很愉快。

高血壓

王 △△（男性・六十二歲）

我是北平人，十年前因高血壓而接受治療，一九七九年末，我在出差途中感到目眩和心臟的激烈跳動，便到醫院檢查，發現血壓在二〇〇／一〇〇，我除了患有高血壓症以外，還罹患冠狀動脈硬化症。

我便服用降壓劑和漢藥，並繼續接受治療，不料病情更加嚴重，除了目眩和心臟的激烈跳動外，還有耳鳴、喘息、臉上發熱、失眠、多夢和易怒等病狀，於是在一九八一年五月找中醫診斷。

醫生要我停止當時的一切用藥，只許喝菊花茶。菊花茶有清熱解毒的功效，可以降血壓，治好目眩和耳鳴。（本書中有介紹兩種由菊花做成的料理）

我喝了三個月，現在情況很安定。

半年後血壓仍然正常，以往的病狀也都消失。

肝炎

張△△（男性・十九歲）

我是一位軍人，肝臟經常不舒服，而且有嘔吐的現象，尿呈黃色，檢查的結果爲急性黃疸型肝炎，便住進軍人醫院，可是一星期後，病情更爲嚴重，嘔吐得更厲害，油膩的食物一點也不能吃，胃口又不好，很容易感到疲勞。

醫生診斷爲重症肝炎Ⅱ型。醫院給我利尿劑，希望能解除腹中的積水，可是沒有效果，四週之後，我的腹圍增至八十七・五㎝。

於是，我試用傳統的營養學，買一尾二百五十公克的鯉魚，並拿掉內臟，把紅豆二〇〇公克、花生一五〇公克、蒜兩個和薑三片塞入鯉魚肚內，用蒸的方式，份量約爲一天份。

將一天份分幾次吃，連湯也要喝下，第二天尿量增加很多，腹圍縮小到七十七・五㎝，黃疸指數也下降到五〇單位。

吃了一星期之後，尿量增加更多，肚中的水全部消失，腹圍也恢復正常，腹部不再有膨脹的感覺，經過檢查肝臟功能已獲改善，黃疸指數更降到十五單位。

後來，我繼續服用西洋的補肝劑和漢方的補肝劑，終於得以出院。可見傳統的營養學有很大的價值，連嚴重的肝炎也能治好。

糖尿病

林△△（男性・四十歲）

八年前我罹患糖尿病，三年內住院兩次，要依靠注射胰島素才能使病情好轉，若是停止注射，病症就會再度復發。

最近的病情很嚴重，要多吃多喝才行，尿量也增加，體重却越來越輕，皮膚很粗糙且失去光澤，臉色不好看，全身像浸在冷水般有冰冷的感覺，視力逐漸減退，並有耳鳴的現象。

一九八一年三月，我到中醫醫院檢查，中醫師診斷爲氣血兩虛症，並要我服用八味丸，我服用一個多月，病情只稍爲好轉，沒有多大的進步。

於是，我根據傳統的營養學，採用食物療法來治療糖尿病，所用的材料是兔肉和枸杞子，沒想到有很大的效果，服用五個月後，發現空腹時血糖值已降到一三〇mg/dℓ，尿糖爲加1。

現在一切的病狀均已改善，我的精神狀態不但相當良好，而且經過兩年的觀察，血糖值一直很安定。兎肉有涼血（改善引起炎症、出血的血熱情形）、止渴、健脾的功用，尤其對常口渴又漸消瘦的人特別有效，也是治療糖尿病最好的食藥。

枸杞子是枸杞的果實，可以補充體力的不足，還有「補虛益精」的作用，在中國被認爲是一種可以使人強壯的藥物，經常被做成藥酒來服用。

狹心症

林△△（男性・五十二歲）

我因左前胸部有壓力感，便做心電圖檢查，發現了心律不整，醫師診斷的結果是狹心症，因而入院接受藥物治療。

可是病情一點都沒有改善，稍一觸動，胸部就很難過，並有激痛，頭部也跟著疼痛起來，無法常久觀看東西，睡眠時間在三—四小時，並且有多夢的現象，醒後覺得很疲勞。

後來又找中醫師診斷，醫師勸我服用對心臟病有良好功效的漢藥—冠心Ⅱ號，服用後果然有點見效，在下一節中會介紹冠心膏（參照71頁）。三個月後，心電圖顯示出一切正常，睡眠時間延長到七個小時，喘息也很自然，四肢不再感到無力，似乎已恢復健康了。

普通病人只要用冠心膏即可治好，可是我的病情很嚴重，所以醫師勸我將有強壯作用的朝鮮人參六公克、草決明十五公克、海帶二〇公克混合而成藥茶，一天三次當作茶喝。海帶有助於新陳代謝，可以排出體內的毒素，而且有造血和淨血的作用。

一個禮拜以後，病情大為減輕，現在已非常健康。

郭　△△（男性・三十一歲）

再生不良性貧血

我是安徽省人，一九七四年三月因病入院，入院一年前，我的皮膚出現紫色斑點，半年以後，病情越來越嚴重，臉色變黃，像枯萎一般，又流鼻血，全身感到疲倦。

一九七三年十二月接受檢查，醫生診斷爲血小板減少性紫斑病，於是我接受輸血治療。

之後，又經過嚴密的檢查，發現是再生不良性貧血，我採中醫和西醫同時治療，雖不斷的輸血仍然嚴重貧血、流鼻血和發高燒。治療兩年後，一九七五年十二月再作檢查，並無改善。

於是我放棄治療的念頭，回到故鄉，試用漢方，方法是用竹子削成的刀把羊的肝臟切成片，曬乾後磨成粉，再加上一公斤的黑芝蔴，輕炒成粉，早晚十公克沖開水來喝。

這種食物療法不會產生副作用，發燒時即不要飲用，飲用時要注意不能有感冒和性行爲，但可以服用其他的漢藥。

三個月後，病情改善很多，經半年後已可以控制出血的現象了。一九七八年十月再次到醫院檢查血液，發現成果良好，四年來一直採用這種食物療法，終於有令人滿意的成績。

中醫學上認爲羊肝有補「肝」的作用，而肝臟又是收藏血液的地方，所以患者食用羊肝可以強化肝臟，貯藏血液。

芝蔴可以使人長生不老，增強生命力，自古以來爲人所珍貴。

腎臟病

許△△（男性・二十歲）

我是位軍人，因全身浮腫及尿量減少而住進軍人醫院，經醫生診斷爲急性腎炎，接受西醫治療一個月後，病情沒有絲毫的改善。

無可奈何之下，我只好試試傳統的營養學，材料有牛肉二〇〇公克、紅豆二〇〇公克、花生一五〇公克、蒜一〇〇公克、薑二五公克，要煮的很爛，然後一天熱兩次來吃。

晚上尿量就增加到一三〇〇mℓ，腹圍縮至一〇五㎝，二星期以後，一日的尿量增至二〇〇〇－二五〇〇mℓ，腹圍縮小至八五㎝，血清蛋白質總量六・八g／dℓ，病狀也改善很多。

後來，我依照前例的肝炎患者（參照20頁）買了一條鯉魚和紅豆，每天食用一次，水腫果然完全消失。

爲了預防舊病復發，我就服用助消化吸收機能和腎臟機能的漢藥方，三星期以後，尿蛋白質和血清蛋白質均已恢復正常，我也出院，一年後再接受檢查，沒有任何症狀再度發生。

慢性咽喉炎

楊 △△（男性・小學生）

我是廣東省人，因發燒而使嘴巴及喉嚨潰爛，吞食很困難，有時食慾不振，肚子腫大，而且拉肚子，身體日漸消瘦，喉嚨也越來越感到疼痛。

後來，我將生的白蘿蔔二五〇公克和青果一〇公克合在一起煮十五分鐘，並加入冰糖，每天飲用一次，十天以後，不但治好發炎，食慾也大爲增加。

白蘿蔔可以治百病，對於咳嗽、喉嚨腫大也有很大的功效，還可使血液循環良好，中國有句話是這樣的：「冬天吃白蘿蔔，夏天吃薑，可免找醫生。」

冰糖能去火氣，且有清熱消痰作用，常利用它來治療咽喉炎。

咳嗽

李 △△（女性・三十歲）

我是一位教員，咳嗽已一個多月，可能是感冒引起，吃過西藥和漢藥均告無效。

不只這樣，晚上睡覺時，鼻和喉嚨都很乾燥，不斷想喝水，胸部很疼痛，食慾也很差，痰又吐不出來。

後來我找中醫師診斷，發現舌尖很紅，舌苔乾燥呈淡黃色，因此斷定體內火氣很大，屬熱症，同時，疾病已從體外進入體內，脈不但細且走得很快。

於是我決定用藥膳來治療，材料有貝母五公克，梨子一個，方法是把梨的上部切掉四分之一，並把中央的心拿出，中放貝母和黑砂糖，再加上蓋子，用蒸的方式來烹調。

蒸煮好以後再加蜂蜜，一天吃三回，大約一個星期咳嗽就好了。

貝母有防寒作用，可以鎮咳、清熱，還可以治療口渴；梨子性寒，能滋潤肺部也有鎮咳作用。總之，藥膳對熱症的患者很有效。

生理痛

周△△（女性・十六歲）

我的初經在十五歲時來臨，每一次月事來的時候，肚子痛得很厲害，出血量卻只有少許。

最近三個月，生理期間痛得更嚴重，拉肚子、嘔吐、四肢發冷、頭部出汗、脈強有力的跳動但不活潑、舌苔很薄而且很滑，檢查的結果，這正是「陰、寒」患者的病狀。

因此，我開始作保溫和補血的工作，用十二公克有止痛作用的當歸，對五臟有保養作用的牛肉二五〇公克，煮成湯來喝（參照139頁），能鎮嘔、健胃，再加上十二公克的薑，即一天量。

每天飲用，一個月後生理很順利，不再嘔吐及拉肚子，更無腹痛現象。使用這種食物療法，只要一個月的時間，就可使少女完全恢復健康。

生理不順

田　△△（女性・三十七歲）

我爲生理不順煩惱已有三年，爲此，我精神不安，容易生氣，最近身體消瘦很多，且食慾不振，晚上不能安睡，又腰酸背痛，眞是非常痛苦。

這種病狀，據說用甘草、小麥和棗混合做成稀飯而成的藥膳很有效，我便每天食用一次這種甘麥黑棗粥（參照143頁），二個月後，果然如中醫所言，生理很正常，精神狀態穩定，食慾亦佳。

甘草和大棗有緩和的作用，若是身上的筋很緊、神經興奮、身體酸痛，吃下去後能使病情和緩，小麥有緩和鎭靜的作用，能養心和安定腦神經的興奮。

中醫稱這個藥方爲甘麥大棗湯，可作爲安定和鎭靜精神的安神劑（精神安定劑），相當受人重視，做成稀飯更有效。

懷孕的症狀

鄭　△△（女性・二十五歲）

結婚二個月後即無生理現象，到醫院檢查才知懷孕，同時有嘔吐、食慾不振、喉嚨乾燥想喝水，但喝後馬上又吐出來等症狀，都是典型的懷孕症狀。

精神方面也不安定，因爲怕服藥會影響胎兒，所以沒有服藥。於是，我用傳統營養學的藥膳做治療。

把一尾重達五〇〇公克以上的鯉魚除掉內臟及鱗片，蒸煮十五～二十分鐘後，就可以食用了，不知什麼原因，其他的東西我都沒味口，唯獨鯉魚，食用三尾後，就不再想吐了。

鯉魚是最具有藥效的魚，不但可促進身體健康，還可健胃，使體內不會有過多的水份，尤其對懷孕中的水腫特別有效。

●從日本人的病例來看

遺精

上村　正男（二十九歲）

我自小身體虛弱，而且很容易疲倦，喘氣時肩膀不斷的聳動及流淚，小學四年級時已懂得自慰，次數有過多的趨向。

長大後，依舊容易感到疲倦，做事又沒耐性，從前年開始，因爲工作忙碌，腰部和脚部都會疼痛，情緒經常不穩，後來且還有遺精的現象。

有人勸我飲用知柏地黃丸和六味地黃丸，飲用之後果然不再疲勞和精神不安，只是遺精尚未治好。

這時候，有一位劉先生勸我試試遺精粥（參照115頁），我覺得很好吃，因爲一心想治好病，就每天吃，吃一個月以後，遺精就完全好了。

現在我每隔一天就食用遺精粥和六味地黃丸，說也奇怪，從前病情惡化時，性慾非常高昂，現在則好了，和妻子一星期一次的性生活也很順利，妻子更是感到滿意，可見遺精粥對早漏的人是很有效的。

小野加壽子（三十七歲）

孩童的夜尿症

我有一個六歲大的男孩，從他四歲時的春天開始就有夜尿的習慣，雖然很瘦，可是沒有生過大病，也很喜歡運動，是個活潑的小孩。

在夜尿之前，我經常用半夜叫醒他的方式來預防他夜尿，後來第二個孩子出生，我無法繼續這樣照顧他，或許他之所以有夜尿的現象和心理有關。

在這個時候，有人介紹我做夜尿粥（參照160頁），所使用的材料有黨參等五種中藥，並在粥中加入味噌汁，小孩也不知道這是藥方，以為是一道料理就食用了。

我每隔幾天就做一次，果然夜尿次數漸漸減少，現在已經不再發生了，所以，如果直接叫小孩服用藥物，他一定不願意，若是要他吃好吃的料理，他很喜歡。我想我會繼續做下去。

貧血

園田喜久江（四十五歲）

我年青時身體很健康，六年前，我的第三個孩子誕生後，從此身體漸漸虛弱，醫生診斷我為貧血。

病狀有容易疲勞、腰酸背痛、手脚發冷和白帶增多等，醫生開荷爾蒙劑和補血藥給我服用，可是我很怕有副作用，服用不到一半就丟了，身體狀況也不盡理想。

這時候，我參加藥膳講習會，學習治病的方法，老師說我的貧血症服用阿膠膏最好，我立刻每天用開水沖阿膠膏來飲用，身體狀況果眞越來越好，也不會因一點小事就感到身體疲勞，並且將各種藥膳安排在每日的飲食中，不但好吃，而且一點也不覺得是藥物，連小孩都喜歡吃，無形中促進了健康。

想要保持家人的健康，最好由每日的飲食開始，藥膳這種菜單即對健康有莫大的助益，我希望它能普遍。

貧血、浮腫、四肢寒冷、腰痛

吉沢あや子（五十八歲）

我在年輕時候就患有貧血，又因爲當老師要經常站著，兩脚都有浮腫的現象，連眼皮都腫起來，我爲我的病症煩惱了很久。

我曾向醫生求治過，也接受各種治療，但是都沒有顯著效果，最近經常會腰痛和手脚寒冷，尤其常因脚冷而在半夜中驚醒。

我從前就有這種現象，因爲担心服用西藥有副作用，所以不敢服用。

經人介紹藥膳治療，這個處方所用的材料高達二十種以上，還要加上蜂蜜和膏劑，再把它稀釋在白開水中。

藥膳的種類很多，我經常做的是核桃腰花（參照104頁），核桃腰花就是胡桃和幾種材料合起來炒，不但能保持體溫，還能治腰酸背痛。

在中醫上，我是患了氣血兩虛症，自從我服用膏劑和藥膳後，已經不再像從前那麼會嘔吐，身體暖和多了，教書時也不會腰痛，最顯著的是精神好多了。

狹心症

石黑　溫子（七十五歲）

去年十一月，我因爲工作緣故，必須到外地訪問，當時生活非常忙碌，也許是太忙吧！出發前五天，狹心症突然發作。

我患心臟病已有二十年，這一次的發作，病情相當嚴重，脈博幾乎停止，比原來的心電圖變化更大，醫生希望我不要太過於勉強，出發前，我因爲某事而心裏很煩，而且還有三本書的原稿在等着我，可能就是因爲這些事才使心臟病突然發作。

我告訴醫生，這一趟旅行非去不可，醫生只好給我特效藥。

數年前，曾有一位著名的中醫生，他說狹心症可服用一種名爲冠心膏的藥方，效果很好，可惜我一直沒有服用過，很湊巧的，劉大器先生到前橋來，請他替我做冠心膏。

服用以後，我覺得心臟很穩定，因爲有效，便繼續服用四天，病情果然好轉。

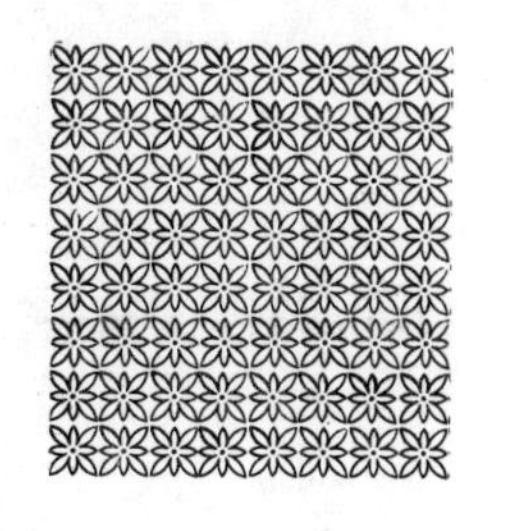

第二章 藥膳爲什麼有效

中國長久歷史所培養的傳統營養學的優秀智慧

「既然要走路，最好用兩隻脚」

現代營養學對人類的健康、平均壽命的延長，和體力的增加等方面有很大的貢獻，可是，現代營養學並非完美無缺的，因爲它只不過有二百年的歷史，所依據的人體實驗理論的年數太短，有時候理論上很正確，但過了一段時間以後會有錯誤，有的理論本身在繼續研究時發生改變。

的確，現代營養學對人類和社會有很大的貢獻，卻不見得百分之百的正確，我不是要打擊現代營養學的理論，現代營養學有它偉大之處，很難用言語形容。不過，本書所介紹的傳統營養學，也很偉大並具有吸引力，希望大家了解，「既然要走路，不要只用一隻脚，兩隻脚一起用不是更好嗎？」

得到兩種營養學的知識，不但有利無害，反而增加知識的完整性，傳統營養學是古代祖先所傳下來的智慧，生於現代的我們有了解的義務，也可用在治療疾病方面，使病情減輕或痊癒。

使我感到驚訝的某一長壽村的事實

祖先的智慧，使我想起十多年前的一個體驗，有一次，我到中國黃河中游一帶的高原，調查某一長壽村的飲食生活。

此地被人稱作長壽村，因爲七、八十歲的壽命在這裡是平常的壽命，活到一百歲以上的人很多，卻顯得很有精神且身體強壯，同時他們也沒有受過現代教育，不知道什麼是現代營養學，也不知道什麼是蛋白質，醫療設備自然也很缺乏，經濟更是貧困。

在飲食方面，主食是小麥，玉蜀黍和雜糧，小麥是上等的糧食，只有在過節時，才有百分之百用小麥做的麵包和饅頭。此外，這裡的蔬菜都很新鮮。

雖然如此，他們所懂得的營養學知識遠超過專家。當我走入村中的肉市場，看到了令我驚訝的事。

市場每逢五號開市，豬肉只把皮剝掉而不切成片，一律採用吊式，村人用手指壓肉或用鼻嗅，仔細觀察後又不斷詢問肉販。

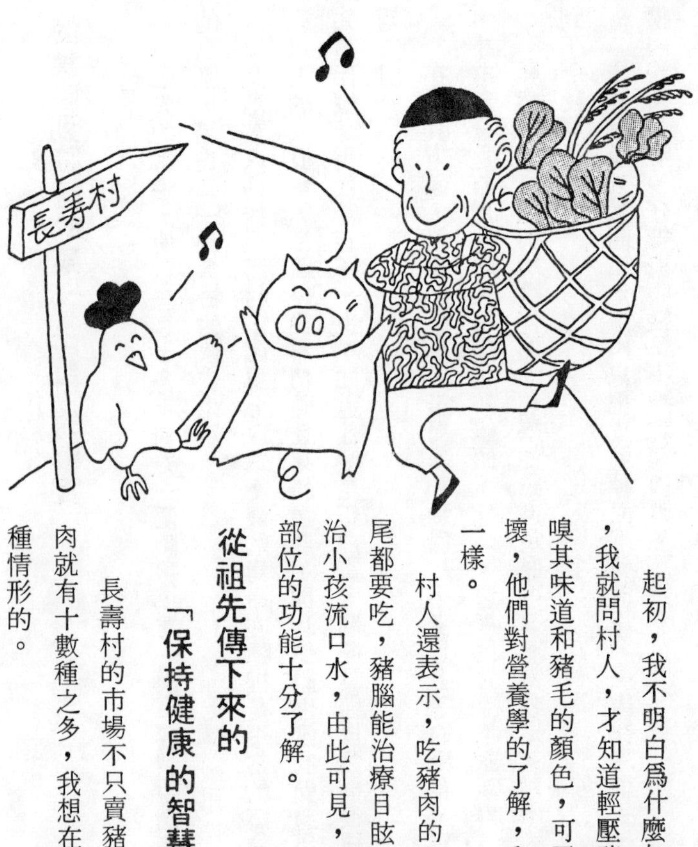

起初，我不明白爲什麼如此仔細觀察，我就問村人，才知道輕壓豬肉的彈性、嗅其味道和豬毛的顏色，可了解豬隻的好壞，他們對營養學的了解，和我們就是不一樣。

村人還表示，吃豬肉的方法是從頭到尾都要吃，豬腦能治療目眩，豬尾巴可醫治小孩流口水，由此可見，他們對動物各部位的功能十分了解。

從祖先傳下來的「保持健康的智慧」

長壽村的市場不只賣豬，光是動物的肉就有十數種之多，我想在日本是沒有這種情形的。

他們也很了解各種蔬菜和穀物對什麼疾病有什麼作用和好處，不只是動物的肉，連蔬菜的葉及根都加以利用，把食物全部吃下去，就能保持均衡的營養且不傷身，最令我佩服的是幾乎全部的村人都了解這些營養知識。

雖然長壽村的人沒有現代營養學的知識，可是大家都精通祖先所傳下來的營養學，而且流傳給後代，並應用在保持健康和疾病上，就是因為應用得很好，才有這麼多百歲以上的人，由此可見此地病人稀少。

這些事情令我感到驚訝，我在前文說過，沒有現代營養學知識的人是可憐的，可是，現在我發現這些懂得傳統營養學的人，比只知現代營養學的人要健康的多。

古代中國的最高位醫生是「食醫」

我從長壽村回到日本後，立刻收集古時有關傳統營養學的文章，結果發現自古流傳下來的有關食物料理法的書約有一千種。

從古時的醫事制度能夠了解，古代中國對飲食生活的重視。

周朝把所有與醫療有關的人分成四類，分別是食醫、疾醫（內科醫）、瘍醫（

外科醫）、獸醫，其中食醫佔在第一位。

食醫的任務是要照顧皇帝的食物，依照皇帝的健康狀況來做各種的食事指導。即是平時要預防，不使疾病產生，所以，對於日常生活的飲食要加以考慮，這種想法在當時很普遍，因此，食醫在醫療關係中占第一位。

令人驚訝的是，中國各朝代帝王的飲食資料全被保存下來，從這些資料中可以得知，帝王每日的菜單、食慾及胃腸狀況。

即使對方是皇帝，也要嚴格管理，這是食醫的任務，也是他的權利。我們對傳統營養學應該要有信心，它是值得信賴的。

解救瀕死兵馬的車前草

漢光武帝時，馬武將軍爲一卓越武將，有一次在夏天的作戰中，他趁勢展開追擊戰，不知不覺中追到人煙全無的荒野。能吃的東西都吃完了，由於長久的作戰，

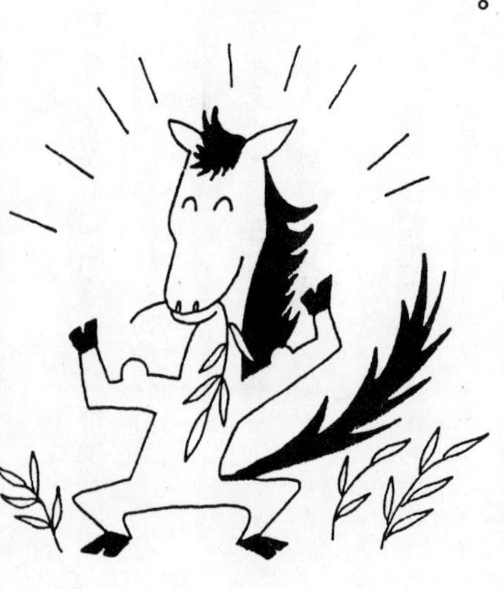

兵馬均疲憊不堪，紛紛倒下，其餘的因喝太多水而使得肚子腫大，後來，連馬匹的便溺中都含有血。

當然，情況非常的危急，這時，馬武將軍的一位忠實部下馬丁有了重大發現，並不是每匹馬的小便中都含有血，尿中無血的馬匹都是在戰車前，而且他們喜歡吃像豬耳朵般的雜草，於是立刻報告馬武將軍，馬武將軍聽到之後，叫大家把戰車前的雜草收集起來，然後煮成湯飲用。喝了以後，大家都變得很有精神，終於安全凱旋歸來，從此以後，就稱這種雜草為「車前草」。

經過長久時間仍然傳下來的事實

春秋戰國時代，一本代表中醫的古醫學書『素問』誕生了，其中一篇名為「告戒」的文章提出一些警告。

警告中有關於塩的部份是這樣的：

①塩不要吃得太多，否則血管會硬化，血液無法流暢，膚色也會改變。

②患有血液病（循環性疾病）的人，不要吃太多的塩。

③有心臟病的人，嚴禁吃塩。

『素問』所提出的告誡，正是現代醫學和營養學所提出的警告。後來，十一世紀的元朝曾出版一本『飲食須知』，其中對食塩有以下兩種論斷，一是塩和浮腫有關，一是塩和氣喘有關。

紀元前四世紀到紀元十一世紀是一段漫長的歲月，學者有充份的時間來討論，因而產生以上兩種論斷。

傳統營養學的偉大之處，就是在於它能在長久歲月之後依然存在，換句話說，長久歲月之後所遺留下來的，必是眞正具有效果的，更進一步說，現代營養學並沒有具備傳統營養學的長處。

傳統營養學越深入研究、越努力實行，不論在理論或實行效果上，都會出現良好的成績，對於這些祖先所流傳下來，且無法替代的寶貴知識，我希望人們能多加以利用，相信對健康有莫大的幫助。

「疾病可靠食物來醫治」的思想

✦藥膳✦

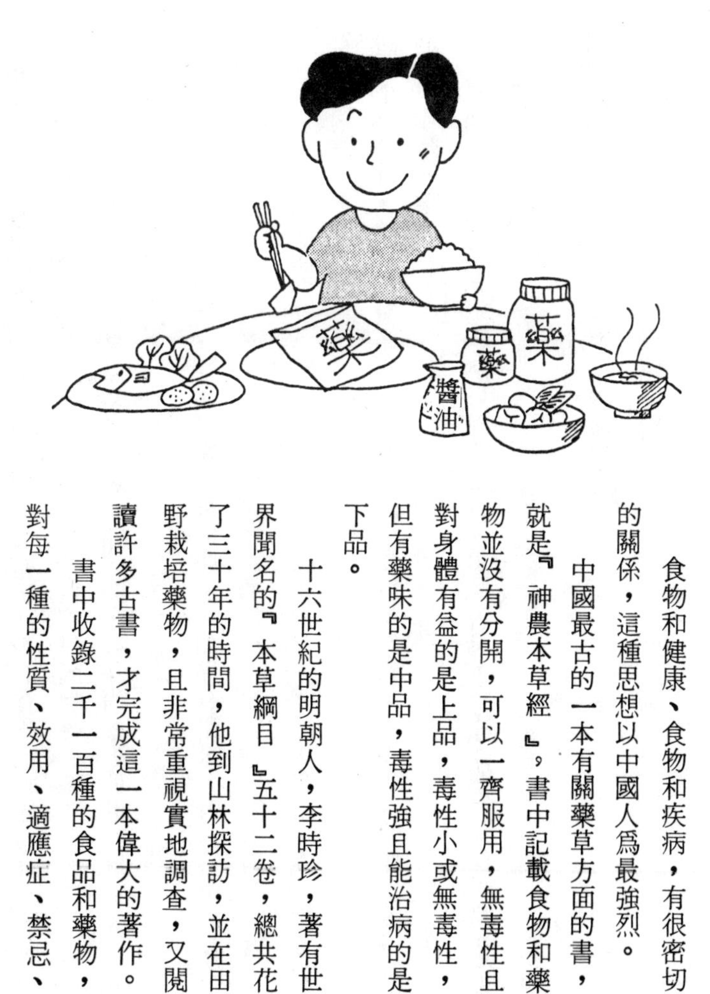

食物和健康、食物和疾病，有很密切的關係，這種思想以中國人爲最強烈。

中國最古的一本有關藥草方面的書，就是『神農本草經』，書中記載食物和藥物並沒有分開，可以一齊服用，無毒性且對身體有益的是上品，毒性小或無毒性，但有藥味的是中品，毒性強且能治病的是下品。

十六世紀的明朝人，李時珍，著有世界聞名的『本草綱目』五十二卷，總共花了三十年的時間，他到山林探訪，並在田野栽培藥物，且非常重視實地調查，又閱讀許多古書，才完成這一本偉大的著作。

書中收錄二千一百種的食品和藥物，對每一種的性質、效用、適應症、禁忌、使用量和作法都有詳細的記載，就連現在日常生活中的食物也收錄在裏面，換句話說，完全沒有食物和藥物的分別，都可作爲治療疾病的材料。

中國的民間醫生採取藥草時要用鼻子聞一聞，最好的方法是用舌頭品嚐，這也是鑑別藥物的最重要方法。

鑑別最好的部位是根，用舌頭嚐嚐根的味道，如果有甜味，表示可做爲食物，也有滋養的作用；若是很苦，表示有消炎殺菌的作用；味辣的，對治感冒有效，嚐起來像山椒一樣辣的，可治療神經痛，倘若是普通的辣和山椒的辣，表示毒性很強。

自古以來，中國人就是採用這種方式，要辨別物質對身體發生的作用，一定要含在口中嚐一嚐。

能促進健康又可治癒疾病的食物最好，由此可見，中國人的「藥食同源」思想非常強烈。

在中國最受歡迎的就是「藥膳餐廳」

唐代名醫孫思邈在他所著的醫學書『千金要方』中的食治篇提到，欲保持健康食物最爲重要，他說：「治療疾病應先採用食物療法，無效，再使用藥物。」紀元前五世紀的醫聖扁鵲也曾堅持這個想法，他說：「君子有病，必以食物療之，若無效，方使用藥物。」

想擁有健康，飲食比什麼都重要，因此，在治病前應優先考慮食物療法。現在有很多中國人向醫師索取處方，再拿到所謂的漢方餐廳或長壽餐廳。你可以拿著處方到餐廳，請厨師根據處方做出漢方料理，如果沒有處方，就在早晨五點起床到藥膳餐廳吃長壽食，也就是吃茯苓饅頭和銀耳湯。

回去的時候，還可以爲妻子帶一些茯苓饅頭，順便帶山楂子蛋糕給孫子，價格都十分大衆化，不會很貴。

同樣的食物有人吃後見效有人無效

傳統營養學和現代營養學的想法不同，傳統營養學有它理論的根據，食用藥膳時，一定要根據其理論所交待的方法，否則不但無效，反而有害，現在我介紹一個代表性的例子。

一位二十八歲的男性，新婚不久，竟發現性無能，雖接受各種治療但都沒有用，爲此，他非常煩惱。

他的一位朋友建議他採用鹿肉的食物療法，以前這位朋友也是爲性無能煩惱，吃了鹿肉後，病情完全好轉，所以，充滿信心的向他推薦。

因此，他買來鹿肉，每天滿懷期待的吃二〇〇公克，二個星期以後，卻出現燥熱的現象；燥熱就是精神不安、稍爲發熱和失眠，當然，性無能也沒有治好。

又吃了一個禮拜後，他開始脫毛且流鼻血，他心中十分害怕，就到中醫醫院找我。

我檢查完畢以後，就表示嚴禁他吃鹿肉，爲什麼呢？因爲他現在的身體狀況是眼睛乾燥、臉紅、有一點發燒、尿量少和便秘，就是中醫學上所謂的「熱症」。

依照傳統營養學的原理，這位患者應該要食用性質爲「寒」的食物，因爲在傳統營養學中，鹿肉含有「熱」的性質，熱症的患者若是食用含有「熱」性質的食物，豈不是火上加油，疾病怎麼會好轉呢？

同樣的疾病、同樣的肉，卻因各人體質不同而有不同的反應，帶「寒」性質的有豬、鴨、鼈等。

採用食物療法之前，要先了解患者的體質，病狀和病情等等，做一個綜合的診斷，再決定如何治療。若只知因性無能就吃能壯陽強精的鹿肉，結果不但對病情毫無幫助，反而生出反效果。

糧食盡了還有山藥

很久以前，鄰接的兩國發生戰爭，一國輕易的被打敗，於是，有人逃到山中，因爲山勢陡峭，所以敵人無法乘勝追擊，但是包圍住整座山，想把山中的士兵困死，八個月以後，傳說山上有很多士兵餓死，剩下的人也都奄奄一息，山下的士兵聽到以後，就放鬆戒備，夜夜飲酒作樂。

突然某一天晚上，出現吵雜的聲音，

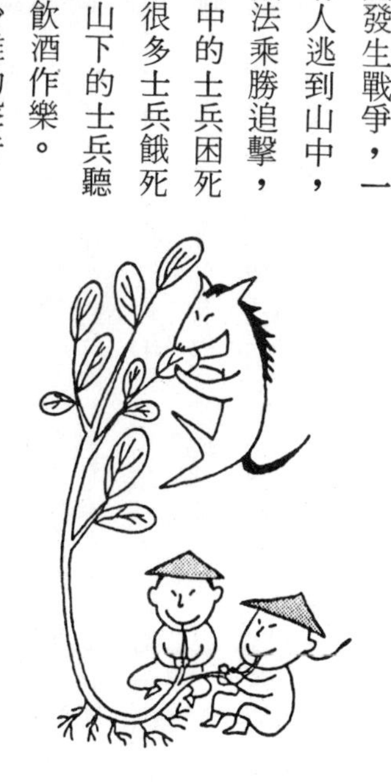

原來是躲在山中的士兵前來偷襲，山下的士兵因爲軍心鬆懈，終於被打敗，從此，山中的人民過著和平的日子。

困守山上八個月，糧食都用盡了，爲什麼還能反敗爲勝？原來有一名爲飢餓所苦的士兵，逼不得已，只好挖草根來吃，不料草根的味道相當好，而且有提神作用，消息傳出，所有的士兵和馬匹一起吃草根，並等待反攻的日子。

之後，舉行戰勝慶祝會，大家都認爲第一功臣就是山上那些草，爲不使後人遺忘草名，又因在山中受困時遇到，故命名爲「山遇草」，後世變成山藥，流傳至今。

提高治療效果所適用的「寒、熱」和「虛、實」兩原則

使用食物治療的目的是爲了除掉病因，使人的身體狀態和精神恢復正常，所以要選擇適當的方法，並且遵守原則。

中醫上的「八綱辨症」，即是爲了確立治療的方針而定出「陰、陽」、「表、裏」、「寒、熱」、「虛、實」等八症，根據這八症引出治療的原則。

疾病可分成「陰症」和「陽症」兩大類，依其位置分爲「表症」和「裏症」，

依其性質分為「寒症」和「熱症」，依其病情分為「虛症」和「實症」。

分析八症，把握疾病的狀態，再作治療。

「陰、陽」和「表、裏」對專家而言，自然不是難事，可是對一般人來說，卻是複雜而且理論很多，在此我就不多談了。

其次，我要介紹的是「寒、熱」和「虛、實」等四症治療的目標，只要好好運用，就能產生良好的效果，這四症在治療上也是相當重要的。

同樣是感冒，却因患者體質不同，治療方法也有所不同

中國有關食物的書籍，首先都會介紹食物的性質（性味和氣味），譬如食物有熱性和寒性、溫性和涼性。

這些表示食物進入體內後會發生什麼作用，假使想保持體溫，就攝取溫性或熱性的食物，若是想使身體發生冷作用，就攝取寒性或涼性的食物，熱、溫、寒和涼都只是程度上的問題，所以，把食物大致分成熱和寒就可以了。

前文所言的鹿肉、羊肉、鰻魚和蛇肉，吃下以後會在體內產生熱作用，另一方

面，吃下豬肉、鴨肉、鼈肉和螃蟹會在體內發生冷作用。

蔬菜、水果、韭菜、橘子和紅豆都是熱性；茄子、黃瓜、梨、紅柿和西瓜屬寒性，但是生的白蘿蔔是寒性，煮、炒後就變成溫性。

所以，治療時要利用食物的性質，是屬「熱症」或「寒症」要搞清楚，治療才會有效果。

譬如感冒的症狀有頭痛、鼻塞和身體衰弱，加以仔細診斷又可分爲兩種，一種是身體發燒、口渴、尿量少和尿呈黃色；另一種是寒冷、口渴、尿量多和尿色透明，前者屬熱症，後者屬寒症。

熱症要用帶有寒性的食物治療，譬如中國的菊花飲料即屬寒性（裝在藥瓶中，於煮熱後冷卻）。

治療寒症感冒，可用帶有熱性的葱和薑煮成稀飯。

解救即將沉沒船隻的兩種方法

「虛、實」是診斷疾病的重要依據。

一般而言，身體健康的人屬「實症」，身體衰弱且長久生病的人屬「虛症」。

許多人在治療疾病時，不知道中醫的理論和原則，或是忽略了，而使用相反的方法治療，就像前文所言那位性無能的青年，使用了錯誤的治療方法，就是一個典型的例子。

中醫上有「外邪實」和「正氣虛」的名詞，邪氣從外部侵入體內，若是邪氣很旺盛就是外邪實。正常的身體其生命活動及新陳代謝都很良好（是謂正氣）。若是虛弱就是「正氣虛」。所謂的健康就是正氣和邪氣有無均衡。

因此，實症用瀉，虛症用補，這是最好的方法，實瀉和補虛是中醫上的治療要點。

昂貴的韓國人參未必有益

食物和藥物要依照各人的體質，及寒、熱、補和瀉來使用。

藥物之中最受大衆歡迎的就是朝鮮人參，但是不能隨便服用，否則會有危險。

朝鮮人參是一種補藥，若是身體沒有虛症，就沒有必要進補。實症的人，倘若

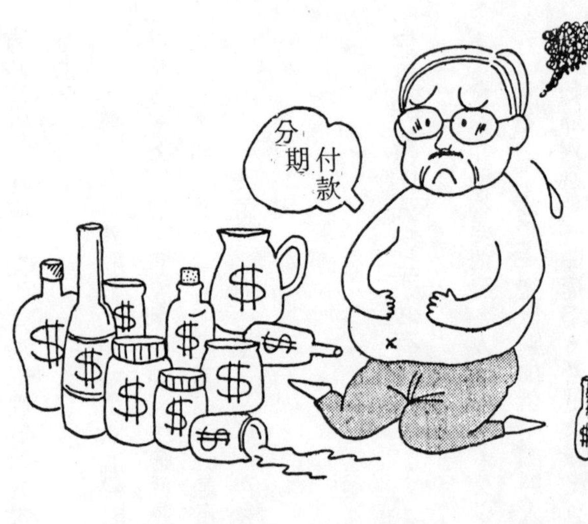

平時有好好照顧身體，並排出多餘水份，就能促進消化，只要用便宜的藥就可以了。

然而，實症的人多為富豪人家，他們怎會滿意便宜價格的藥物，非得購買高價藥物不可。

因此，醫生在處方中，均放入做為補藥用的高價朝鮮人參，實症的人想滋補身體，卻因此造成身體營養不均衡而發生危險，所以，醫生使用「瀉」的方法，在處方中加上蘿蔔種子（萊菔子），這樣一來，朝鮮人參就失去作用了，也就不必担心有什麼副作用，同時由於處方價格高，富豪反而高興。

要是一不小心，漏加蘿蔔種子，說不

定會使富豪喪命。清朝名醫葉天士曾說：「藥物誤用，即成毒藥。」

想要治好身體疾病，藥物價格的高低並不是很大的問題，而要依據傳統營養學的理論、原則和「寒、熱」、「虛、實」來決定治療方法，才會有效，這也是我一直強調的。

「胃氣盛則病退」「胃氣弱則病進」

傳統營養學是根據中醫的理論，以不傷害「消化吸收功能」爲主，並依「寒、熱」、「虛、實」決定治療方法，使身體維持均衡，最好是能增進消化吸收功能。

中醫上認爲，人有呼吸、思考、情緒、生殖和消化吸收等五種生理機能，其中消化吸收機能又稱做「後天之本」，也就是生下來後才有的生命根本。其他四種機能都是以消化吸收爲基礎。由此可知，消化吸收的重要性。中醫師看病時，對患者的食慾和胃腸狀態都很注意。

中醫的基本古典醫書『素問』曾有「胃氣盛則病退」、「胃氣弱則病進」、「胃氣絶則不治」等記載，胃腸情況良好，自然無疾病，胃腸衰弱則百病叢生，胃腸完全喪失機能，就沒有生存的希望了。

所以，治療疾病時：

①不要傷到消化機能，即使效果良好也不能使用毒性強的藥物。

②不要限制太嚴，而有偏食的現象。

這些在食物療法中都是很重要的原則。

嚴格限制食物反而引起反效果

有一位七十五歲的老人，因目眩、頭痛和耳鳴而到醫院檢查，醫生檢查的結果是患有高血壓和心臟病，因而嚴禁攝取食塩、酒和吸煙。

他完全依照醫生的指示，不料身體反而衰弱，二個星期以後，他躺在床上無法起床。

於是，老人找中醫診斷，醫生告訴他：「您不必吃藥，每天的飲食就照我的指導，除此以外的食物，您想吃什麼就吃什麼。」，漸漸的，老人食慾越來越好，身體終於康復。

這是因爲老人的飲食習慣已持續幾十年，一旦變更又受到嚴格限制，身體因而衰弱，而且嚴禁煙酒，更引起壓力感，終於產生壞的結果。

先前的醫生只注意患者的血壓和心臟，沒有顧慮到全身，嚴格的限制對血壓和心臟或許是有益，卻造成食慾不振和消化吸收機能衰退，以致身體無法保持均衡。

傳統營養學最重要的，就是要保住消化吸收機能，這是相當重要的，藉著食物來強壯身體，才能抵抗疾病，食物療法的目的也就在這裡。

要注意精神不安定及過度的性生活

爲了提高消化吸收機能，就要避免對消化器官產生不好的影響，其一就是情緒不安，即精神的不穩定。

不管在傳統營養學方面受過再好的指導，假使出現有害消化器官的影響，就會使情況惡化；譬如夫妻吵架，彼此情緒惡劣，使得食慾不振，這樣一來，自然會影響健康。

「思傷脾」就是思慮過多而傷害到脾，進一步使消化機能也蒙受傷害，在中醫學說上，五臟六腑中的脾和胃關係密切，兩者有互助作用，因此，脾受到傷害，胃的機能也會衰退。

還有性交過多，也會使消化機能衰退。中國有很多不使精力衰退的菜單，雖然如此，仍然要注意不要過份使用精力。

性行爲過多會表現在耳朶，若是耳朶乾燥、帶淡黑色、耳鳴和聽力差，即是性能力的減退信號，除此以外，還表現在腰部及牙齒，性交以後，腰部和牙齒會有酸痛的現象，口中也會出現蛀牙。

這一切都可以使用食療法，精力不要排泄的過多，否則會使消化吸收機能衰退，所以，接受食療法時，要避免產生壞的影響。

自古以來爲人所公認的藥酒效果

傳統營養學的文獻中，有很多關於藥酒的記載，總共約有兩千種，本書也要介紹幾種藥酒。

酒對身體的功用，自古就有很高的評價，主要有三種功用，其一是促進血液循環，其二是增進食慾，其三是有助發揮藥效。

喝酒能使血液循環良好，身體感覺溫暖，所以把酒和中藥配合做成處方。漢方的基本醫書『金匱要略』中有介紹栝蔞薤白白酒，就是把栝蔞實（黃烏瓜的種子）和薤白（辣韮）浸在酒中煮。

這種處方對狹心症和心臟病很有效，還可以治療手腳寒冷、肩膀酸痛、關節炎、神經痛和痲痺，說也奇怪，單單是栝蔞實和薤白效果並不好，一旦和酒一起服用，效果就相當好。

藥酒的最大好處就是能發揮藥效，也就是利用酒使身體吸收藥的成份，栝蔞薤白白酒就是一種藥酒。

最重要的一點就是酒能增進食慾，傳統營養學認爲要治療疾病，就要增進食慾來提高消化吸收機能，而最好的方法就是利用酒。

飲酒要注意以下三點，一是不要暴飲，二是喝前先吃一點食物，三是喝醉以後不要有性行爲。

酒以「少飲爲佳」，酒量少才會對身體有好處，喝前先吃一點食物就不會傷到胃腸，喝酒後有性行爲會使身體衰弱，所以酒的喝法很重要。

十名百歲翁和十種長壽方法

有一名中年旅客在海邊散步，前面走來十人，仔細一看，都是超過一百歲的老翁，然而看起來却非常年輕，每一個人都笑口常開，中年旅客立刻跪在他們的面前問道：「請告訴我，要怎麼樣才能像你們這麼長壽？」

第一個老翁捏一捏鬍子說：「我不喝酒也不抽煙。」

第二個老翁笑一笑說：「我飯後一定要散步。」

第三個老翁點點頭說：「我的食物都很清淡。」

第四個老翁在地上敲敲拐杖說：「我已經有好久的時間不坐車了。」

第五個老翁整理一下衣服說：「我自己的事我自己做。」

第六個老翁像在說秘密似的：「我

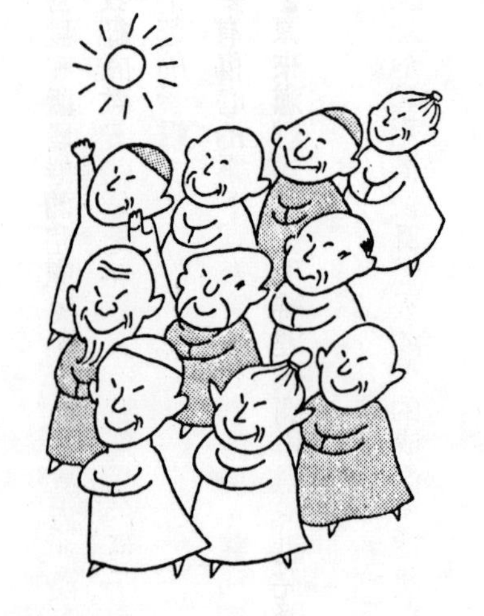

每天都做輕鬆的運動。」

第七個老翁揉一揉大鼻子說：「我喜歡呼吸新鮮的空氣。」

第八個老翁摸一摸紅潤的臉說：「我經常做日光浴。」

第九個老翁摸一摸鬍子說：「我有早起的習慣。」

第十個老翁揚起眉毛說：「最好不要有傷心的事。」

十個老翁每人都獻上一句話，「哦！原來您們是這樣保持健康啊！」，說完後就匆匆走開了。

第三章

依症狀和體質

最有效的七十二種藥膳

初次公開！對成人病和婦人病都有效

用食物來治療疾病就是中國傳統的健康料理

●藥膳中的漢藥，在漢藥店很容易買到。
●不容易買到的藥材，就要事先拜託漢藥店購買。
●對食法沒有特別的指定，一人份就是每天吃一次，或是在一天之中分二～三次服用也可以。
●料理的作法中，「蒸發蜂蜜中的水份」，這個過程很多，蒸發不能太過分，否則蜂蜜會變成白色。下圖可作爲參考。
●同樣的，做法中也有「把漢藥用紗布包起來」，可以事先照圖剪好紗布，要用綿紗線來綁（不可以用塑膠線），紗布還可以反過來用。
●如果想要打聽材料的作法，可以準備回郵信封寄到**群馬縣中國醫療研究協會**。地址是：

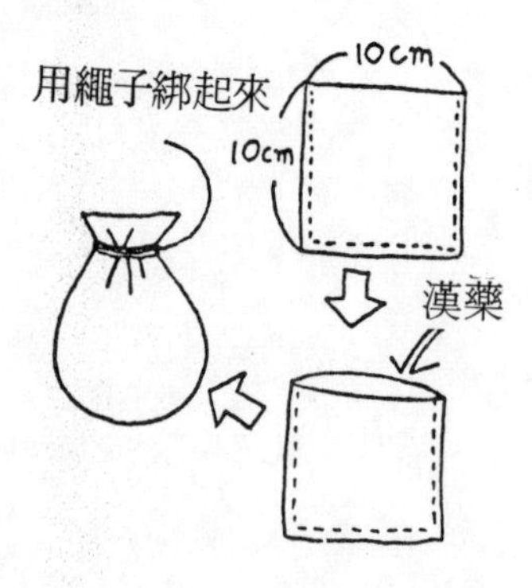

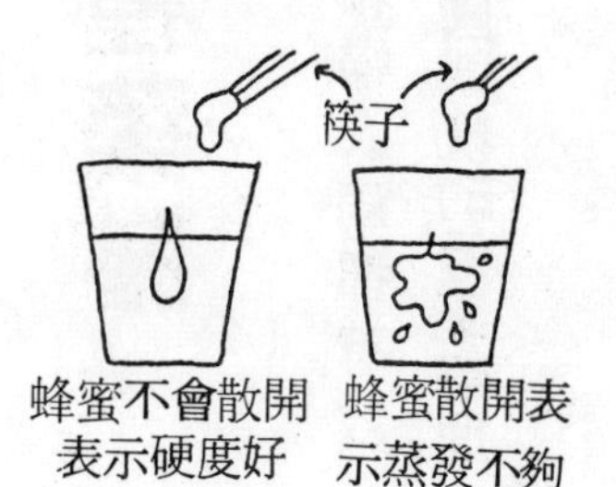

三七〇—三五群馬縣群馬郡群馬町北原二五—三。電話：〇二七三—七三—七七一四。

治療高血壓的藥膳

現代醫學中的高血壓病名，在血壓計未發明及普及前根本不存在。可是中國的傳統醫學對類似高血壓病已有很豐富的治療方法，並流傳後世。

其中最受注目的是金朝（十二～十三世紀）時的傳統營養學理論，那時候，高血壓的症狀有目眩、頭痛和頭暈，書中記載「原因是吃太飽、太好、喝酒和精神疲勞，要先矯正行爲，吃藥才會有效，若是沒有矯正，一點用也沒有。」

這個理論和現在的高血壓對策很吻合，只靠降壓劑來降血壓不是根本的解決方法，若是勉強使用藥物來降血壓，會使身體虛弱，一旦停止用藥，反而使血壓比以前更高，因此，降血壓的最好方法就是控制飲食和精神，完全靠自己的力量，使血壓自然下降。

所謂的控制飲食並不是立刻改變，而是慢慢的調整，最重要的是保持食慾，譬如不要馬上減少塩巴，另外，要適當的攝取肉和蛋。

芹菜粥

<材料>1人份

芹菜二〇公克，米三〇公克

<作法>

①水六〇〇cc和米，先用強火煮開，再用弱火煮二十分鐘。

②芹菜切細放入鍋中，再一次用強火，煮熟後關火，並蓋上鍋蓋五分鐘。

※每天吃一次，吃二十天後休息五天，如此反覆食用。使用的芹菜最好是靠近根的部位。

菊花肉片

●對頭昏腦脹、火氣大和情緒不穩的人特別有效。

〈**材料**〉四人份

菊花（白色且正要綻放）一〇公克、芹菜一〇〇公克、豬肉二〇〇公克、木耳五公克、豆莢五〇公克、煮過的竹筍五〇公克、太白粉適量、調味料Ⓐ（雞骨湯、塩、砂糖、痲油、胡椒各適量）

〈**作法**〉

①豬肉切細，然後混合太白粉和水。

②芹菜切成五公分長，放入水中煮。

③痲油先放入鍋中加熱，然後放入①。

④少許塩和豆莢，放入③。

⑤竹筍和木耳放入④中炒，②芹菜再放入菊花最後加入，再加上調味料Ⓐ。

菊楂粥

●對頭昏腦脹、火氣大和情緒不穩的人特別有效。

<材料>1人份

菊花（白色且正要綻放）三公克、山楂子五公克、米三〇公克。

<作法>

①山楂子放入鍋中，用弱火炒焦，再用缽磨成粉。

②鍋中放水六〇〇cc和米，先用強火煮開，再用弱火煮二十分鐘，然後放入菊花和山楂子，再一次用強火，煮熟後關火，並蓋上鍋蓋五分鐘。

※每天早上食用，二十天後休息三天，如此反覆食用四回。

治療心臟病（心臟激烈跳動、喘不過氣和胸痛）的藥膳

心臟激烈跳動、喘不過氣和胸痛都是心臟病的代表症狀，中醫上稱胸部痛苦爲「胸痺」。

中國人認爲病因是吃得太好和精神緊張，因此，一直嚴格限制飲食和食塩，藉以強烈壓制病狀，這就是所謂的「鎮心法」。

最近傳統營養學重新檢討這種治病方式，認爲用緩慢的方法培養體力比較好，

這就是「養心法」，也比較盛行，實際上心臟激烈跳動、喘不過氣和胸痛的，多爲虛症的人，所以，食用朝鮮人參、丹參、田七和黃耆有很大的效果。

本書的菜單沒有加上豬心，其實豬心是一種很有效的藥材，古書中曾有記載，豬心中有朱砂（辰砂），可以煮來吃，很多人都使用這個方法，朱砂屬於礦物性的漢藥，在日本沒有人食用豬心，這是因爲國情不同。

治療心臟病不能只靠食物療法，避免緊張也很重要。所謂「心神破裂，心氣虛無」，換句話說，精神和壓力有密切的關係，不論何時，心情要放輕鬆，這是治療心臟病所不可缺少的。

双人粥

●尤其對動脈硬化、四肢寒冷和容易疲勞的人特別有效。

＜**材料**＞1人份

朝鮮人參二公克、丹參三公克、糯米三〇公克

＜**作法**＞

①琺瑯鍋中放水七〇〇cc，朝鮮人參用紗布包好後也放入鍋中，先用強火煮開，再用弱火煮十五分鐘。

②把米和一〇〇cc的水放入①，煮開後放入用紗布包好的丹參，用弱火煮三十分鐘。

③再一次用強火，煮開後取出藥材，並關掉火源，蓋上鍋蓋五分鐘。

※十月至二月，每天一次，利用早上空腹時食用，三月至九月不要服用，烹飪或食用時不能使用鐵製器具，在治療期間也不能飲用日本茶、紅茶和咖啡，食用時可飲用一公克的田七。

薤白粥

●對體力良好，但心臟不好的人特別有效。

＜材料＞1人份

薤白三公克、栝蔞仁三公克、甜酒二〇cc、米二〇公克

＜作法＞

①水四〇〇cc和米，用強火煮開後放入用紗布包好的薤白和栝蔞仁，再用弱火煮二十分鐘。

②加上甜酒，再一次用強火煮開後，取出藥材，把火關掉，並蓋上鍋蓋五分鐘。

※加入甜酒後立刻關掉火源。十二月至二月，每天早上一次，不要中斷，夏天不可食用。

冠心膏

●對心肌梗塞、心臟和體力長久衰弱的人特別有效。

〈**材料**〉三十天份

朝鮮人參六〇公克、丹參九〇公克、田七三〇公克、黃耆九〇公克、蜂蜜三〇〇cc。

〈**作法**〉

①在大的琺瑯鍋內放三公升的水和朝鮮人參，用水煮開後，再以中火煮十五分鐘。

②把丹參和黃耆放入鍋中，用弱火煮二小時使水量減少至一公升，再用紗布過濾稀

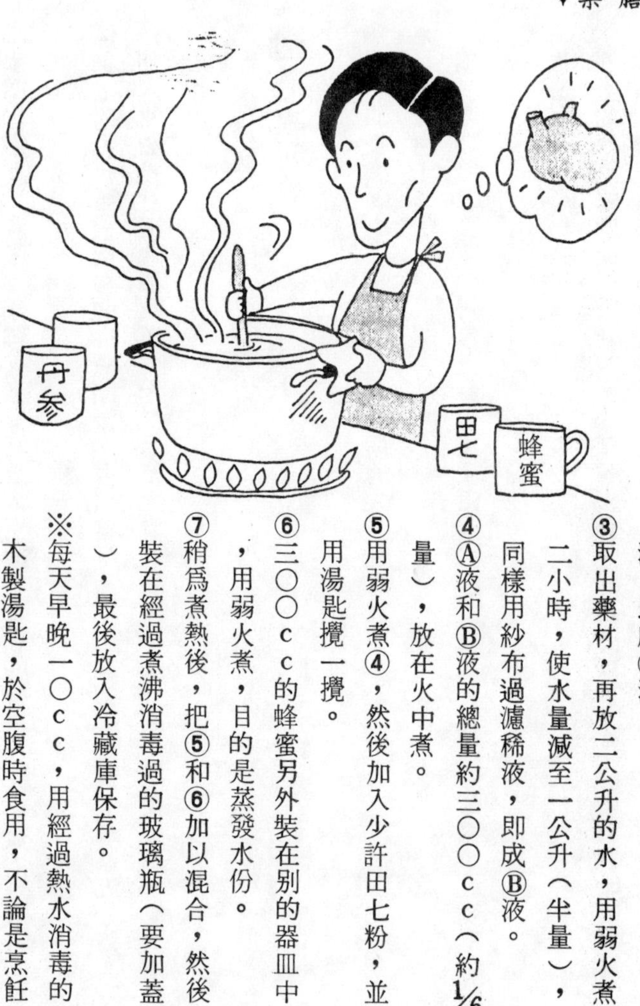

液，即成Ⓐ液。

③取出藥材，再放二公升的水，用弱火煮二小時，使水量減至一公升（半量），同樣用紗布過濾稀液，即成Ⓑ液。

④Ⓐ液和Ⓑ液的總量約三〇〇cc（約⅙量），放在火中煮。

⑤用弱火煮④，然後加入少許田七粉，並用湯匙攪一攪。

⑥三〇〇cc的蜂蜜另外裝在別的器皿中，用弱火煮，目的是蒸發水份。

⑦稍為煮熱後，把⑤和⑥加以混合，然後裝在經過煮沸消毒過的玻璃瓶（要加蓋），最後放入冷藏庫保存。

※每天早晚一〇cc，用經過熱水消毒的木製湯匙，於空腹時食用，不論是烹飪

或食用都不可使用鐵製器具，治療期間也禁止飲用日本茶、紅茶和咖啡。

治療糖尿病的藥膳

糖尿病在中醫上稱爲「消渴」，病狀是口渴、多飲、多食、多尿和消瘦，尤其消瘦是病情嚴重的信號。

中國唐代宮廷曾發現有糖尿病（消渴）不但身體消瘦，還會罹患白內障，甚至失明，因此，貴族都很害怕染上這種病。

唐代醫生孫思邈在他所著的『千金要方』中提到治療糖尿病的方法，認爲要控制以下四點。

①飲食—盡量不要吃得太好，尤其是麵食及小麥做的麵包。

②飲酒—絕對禁止。

③性交—性交要謹愼，最好避免。西醫認爲糖尿病患者，性慾會減退，中醫則持相反的理論，認爲糖尿病患者的性慾會增強。

④精神—喜、怒、哀、樂要控制得當，否則易傷害到腎臟。

『千金要方』中記有「治之瘉否，屬在病者」，意思就是能不能治好糖尿病，完全看病人本身，若是能嚴守上列四點，糖尿病就治療有望，否則死期就在眼前！

『千金要方』中還提到一件和糖尿病有很密切關係的事情，也是糖尿病患者要密切注意的，就是身體各部位是否有腫大的現象，糖尿病患者在臨死前，關節一定會紅腫，這一點要特別注意。

黃耆豆腐湯

<材料>二～三人份

黃耆、山藥、葛根（一人份三公克）、豆腐½塊、竹筍¼個、紅蘿蔔¼個、葱½支、香菇五～六個、小黃瓜½條、蝦米若干、薑少許。

<作法>

①一公升的水、黃耆、山藥和葛根，用強火煮開後，再用中火煮十分鐘。

②取出藥材，剩餘的材料切成適當大小加入，最後放入塩巴。

※放入味噌即成味噌湯。

銀枸湯

＜材料＞三人份

銀耳（要浸水）一〇公克、枸杞三〇公克、肉片三〇公克、煮過的竹筍三〇公克、小黃瓜一條、紅蘿蔔三〇公克、雞骨湯三〇〇cc、太白粉適量、塩少許。

＜作法＞

①肉片切細後，加塩、水、太白粉一起攪和。

②竹筍、紅蘿蔔和小黃瓜也切細。

③鍋內放煮好的雞骨湯三〇〇cc，用強火煮開後，加入銀耳、①和②，並繼續用強火煮。

④煮得差不多後再放入枸杞，最後還要放入太白粉和水。

猪皮凍

<材料>二星期份

豬皮二〇〇公克、辣椒五公克、醬油二〇cc

<作法>

①豬皮洗乾淨後切細。

②水三公升、①和紗布包好的辣椒，用強火煮開後，拿掉浮在最上層的污物，再用弱火煮一小時。

③取出豬皮和辣椒，倒入醬油，繼續用弱火煮至剩五〇〇cc的水。

④煮好的湯倒入容器，冷却後送入冷藏庫。

※冷凍後，每天服用三〇公克。

治療肝炎的藥膳

肝臟有毛病的話，腹部會有膨脹的感覺，而且容易疲勞和口苦，中醫師對肝臟功能不好的人，特別注意他的食慾，認爲經由食慾可以了解病人的病情發展，所以，維持食慾是最重要的事。選藥的時候，即使是效果很好的藥物，只要會影響食慾就不能多服用，因爲藥性和病人不和。

現代營養學常呼籲營養要充足，傳統營養學則認爲食物不如清淡些，而且不宜暴飲暴食。五行說上認爲肝臟喜歡酸性的食物，我也將要推薦一些含酸性的料理。

肝主宰全身的肌肉，若是肝臟衰弱，四肢就顯得無力。

另一個要重視肝臟的原因，就是肝臟會影響到人的思考，罹患肝炎的人容易發怒及精神不穩定，因此，一面使用食物療法，一面要保持樂觀的心情。不要讓肝臟負担過重，才是克服肝炎的方法。

茵蔯大棗粥

●對出現黃疸的急性肝炎患者尤其有效。

＜材料＞一人份

茵蔯十五公克、黑棗五個、米二五公克、砂糖適量。

＜作法＞

①二〇〇cc的水和米，用強火煮開後，放入用紗布包好的黑棗和茵蔯，用弱火煮二十分鐘後取出茵蔯。

②放入砂糖，用強火煮開後關火，並蓋上鍋蓋五分鐘。

※食用二星期後休息三天，如此反覆食用二回。

五味子粥

●對慢性肝炎的患者尤其有效。

＜材料＞五十天份

五味子五〇〇公克、蜂蜜三〇cc、米二五公克（1天份）

＜作法＞

①蜂蜜加水用弱火溫熱。

②五味子加入蜂蜜中，倒在大盤子裏，然後放入烤箱，用弱火使之乾燥。

③乾燥的五味子用果汁機磨成粉，放入煮沸消毒過的瓶子（加蓋）。

④水五〇〇cc和米，用強火煮開後，再用弱火煮二十分鐘。

⑤取出五味子粉三公克放入④中，以強火煮開後關火，並用鍋蓋蓋五分鐘。

※根據中國古籍的記載，此料理對GOT、GPT有很大的幫助。每日食一次。

參茯膏

●對全身無力、疲勞、浮腫和腹部膨脹、疼痛的人特別有效。

＜材料＞五十天份

朝鮮人參、柴胡、甘草各一〇〇公克、茯苓二五〇公克、香附、雞內金、白芍各一五〇公克、蜂蜜一升

＜作法＞

①在琺瑯鍋內放水五公升及朝鮮人參，用強火煮開後，再用中火煮十五分鐘。

②其餘的材料（除蜂蜜外）全放入①中，用中火煮，待水量剩二公升時，用紗布過濾液體，並存放在別的容器，即Ⓐ液。

③在②剩餘的材料中加入水二公升，用強火煮開後，再用中火煮，待水剩一公升時，同樣用紗布過濾，即產生Ⓑ液。

④把Ⓐ液和Ⓑ液放入另一個琺瑯鍋，用中火煮至剩一公升量。
⑤把蜂蜜放入另一個琺瑯鍋，用弱火來蒸發水份。
⑥稍爲加溫後，混合④和⑤，然後裝入煮沸消毒過的玻璃瓶（要加蓋），冷卻後放入冷藏庫保存。

※每天早晚食用二〇cc，要用煮沸消毒過的木製湯匙，在空腹時配以白開水服用，烹飪或食用時都不可以用鐵製器具，治療期間也不可以飲用日本茶、紅茶和咖啡，但可以飲用白開水。

治療腎炎的藥膳

中醫上認爲腎炎的症狀是水腫，依其特徵可分爲「陽水」和「陰水」兩種。

陽水多屬急性，症狀有全身水腫、尤其是眼皮、關節痛、全身感覺沉重，食慾不振和胸部鬱悶等。

陰水多屬慢性，症狀有全身水腫，尤其是腰部以下的水腫特別顯著，以指頭按壓，肌肉陷下不能馬上恢復、四肢寒冷、心臟激烈跳動、氣喘不過來、全身酸痛、臉色蒼白和排尿情形不佳。

陽水的浮腫只是暫時性的，可以服用利尿劑來改善，傳統營養學利用桂枝、生薑等出汗劑做成藥膳，效果相當好，桂枝生薑粥是很值得介紹的。

陰水的腎炎，則表示全身衰弱，比較不容易治療。鯉魚和紅豆都有排水消腫的作用，尤其鯉魚有恢復體力的功用，對肝臟病或懷孕的浮腫也很有效。

桂枝生薑粥

●對上半身浮腫和關節痛的人（陽水）特別有效。

＜材料＞一人份

桂枝五公克、生薑五公克、米二〇公克

＜作法＞

①水四〇〇cc和米，煮開後放入用紗布包好的桂枝，用弱火煮二十分鐘。

②放入用紗布包好的生薑，用強火煮三分鐘後關火，取出桂枝和生薑，並蓋上鍋蓋

五分鐘。

※每天一回，食用一週後休息三天，如此反覆食用。

紅豆鯉魚

●對上半身浮腫、關節痛的人（陽水）特別有效。

＜材料＞四人份

小紅豆五〇公克、陳皮六公克、鯉魚一尾（一公斤）、薑、葱、小黃瓜各適量、雞骨湯二〇〇ｃｃ。

＜作法＞

①拿掉鯉魚的鱗片和內臟（可請魚販代做），並用水洗乾淨。

②把小紅豆和陳皮放入魚腹中。

③把②放入較大盤子裏，薑、葱、胡椒、塩和雞骨湯也放入，蒸一小時。

④取出魚腹中的小紅豆和陳皮，並把雞骨湯灑在魚肉上，小黃瓜則切成薄薄六片放在盤上。

附子牛肉

●對下半身浮腫和四肢寒冷的人（陰水）特別有效。

＜材料＞一天份

附子三公克、茯苓五公克、肉桂二公克、生薑五公克、辣椒五公克、牛肉一〇〇公克

＜作法＞

①水二公升、牛肉及用紗布包好的辣椒，用強火煮開後，再用弱火煮一小時。

②把用紗布包好的附子、茯苓、肉桂、生薑放入①中，並拿掉浮在最上層的污物，用弱火煮三〇分鐘，最後取出藥材。

※每天早晚二次，溫熱再吃，可以不吃肉只喝湯，食用十天後休息三天，如此反覆食用。

治療胃·十二指腸潰瘍的藥膳

胃、十二指腸潰瘍的原因和胃弱一樣，都是吃得太快、飲食不規律和睡前飲食，其中最主要的原因就是精神上的緊張。

中醫上的「思能破脾」，意思就是想得太多而變成神經質，影響到消化機能因而傷害到脾，俗語云：「七情的變化會使人產生疾病」，喜、怒、憂、思、悲、恐、驚，太過份的話，會攪亂身體的機能，使消化吸收機能失常。

因爲精神不穩定，而引起的障礙機能很多，但是如果胃腸受到嚴重的傷害，會造成胃與十二指腸的潰瘍，所以，維護胃腸的健康是相當重要的。

中醫爲了安定精神而製造出一種理氣劑，如木香順氣丸、理氣丸。

爲了使胃腸溫暖，在藥膳中經常使用縮砂、丁香、薑和葱。

砂仁肚條

●對慢性的十二指腸潰瘍及食慾不振的人特別有效。

＜**材料**＞三人份

豬肚一公斤、縮砂仁粉一〇公克、辣椒三公克、薑一〇公克、蔥一〇公克、太白粉一〇公克、塩、胡椒、酒各適量、高湯五〇〇cc

＜**作法**＞

①豬肚洗乾淨，取出裏面的薄內膜。

②水二公升，辣椒、薑和蔥放入豬肚內，然後放入鍋中，用強火煮開後，取出浮在最上層的汚物，再用弱火煮一小時半。

③取出豬肚洗乾淨，冷却後切細，放在盤中。

④把縮砂仁粉、塩、胡椒、太白粉加水和酒倒入，用弱火煮十五分鐘，然後和③一起食用。

大麥湯

●對慢性的胃冷痛及消化不良的人特別有效。

＜材料＞三人份

羊肉塊三〇〇公克、大麥一〇〇公克、草果一個、塩少許

＜作法＞

①土鍋內放水二公升、羊肉及草果，用強火煮開後，再用弱火煮二小時。

②在另一鍋內放水一公升和大麥，用強火煮五分鐘，再用弱火煮二十分鐘。

③取出羊肉放入②中，用弱火煮三十分鐘。

④取出羊肉切成二公分的薄片，再一次煮過並放入適當的塩即可。

鯽魚羹

●對胃酸過多的人特別有效。

＜材料＞二人份

鯽魚一尾（五〇〇公克）、縮砂仁粉一〇公克、蓽撥一〇公克、陳皮一〇公克、、辣椒五公克、葱一〇公克、薑一〇公克、塩、醬油各少許

＜作法＞

①拿掉魚內臟後用水洗乾淨，並把材料裝入魚腹內。
②用夾板夾好魚後抹上油，用弱火烤五分鐘。
③水三〇〇cc，用強火煮開後，加入塩和醬油，並用弱火煮一〇分鐘，拿掉魚腹中之物後即可食用。

治療胃弱的藥膳

中醫稱消化吸收機能爲「後天之本」，人出生後要懂得保護生命，若是胃機能不良會引起各種疾病，因此，一旦胃發生異常現象，要趕快治療。

胃腸發生疾病的原因有三個，一是吃得太快，二是飲食不規律，三是睡前飲食，不良的飲食習慣最容易引起胃腸疾病。

其中以不規律的飲食最傷胃，所以，飲食要定食定量，每日相同的時間吃同量的食物（八分飽即可），另外，早餐也非常重要。

大致而言，胃弱的人身體都較虛弱，而且容易疲勞和腹瀉，還有手脚發冷的現象，這種人要避免生冷的飲食。選擇藥膳也應選擇溫熱性的，譬如小米粥，不但能保持體溫，還能養胃。

小米粥

〈材料〉二個月份

小米二公斤、黑砂糖適量

〈作法〉

①小米在平底鍋內輕輕的炒，呈淡黃色即可，然後放在磨粉機磨成粉，磨成粉後再炒一次，最後放在加蓋的瓶中保存。

②取出小米粉三〇公克加水攪拌成糊狀。

③鍋內放水三〇〇cc，煮沸後放入②，用弱火煮二十分鐘。

④加上適量的黑砂糖後即可食用。

椒面羹

〈材料〉一個月份

小麥粉一公斤、辣椒一〇公克、白朮二〇公克、黑芝蔴三〇公克、塩少許

〈作法〉

①辣椒、白朮、黑芝蔴放在鍋中炒，乾燥以後，用磨粉機磨成粉。

②小麥分幾次在平底鍋中炒至有顏色出現，再放入①，兩者混合均匀後，放入加蓋的瓶中保存。

③②的粉三〇公克和冷水攪拌，放入煮沸的水三〇〇cc中，用弱火煮二十分鐘，加少量的塩即可食用。

預防及治療**腦中風**的藥膳

中醫上稱腦出血、腦血栓和腦膜下出血爲「卒中」，俗稱「中風」，四十歲以上患有高血壓及動脈硬化的人，要特別注意。

中風最主要的原因是肝臟陰虛，氣血兩虛也是一個原因，平日若是操勞過度，

會使肝和腎受到傷害，病狀有精神不穩定、口渴、睡覺時流汗、腰部脚部會酸和臉發紅，如果身心受到激烈的刺激或寒冷，也會引起這種病，所以，多食用藥膳來改善體質及安定精神，最好有輕鬆的運動，就可以預防中風的病。

根據漢方營養學者的研究結果，曾鼓勵人們食用銀丹湯，就是以銀耳和丹參爲主的藥膳，對預防腦中風有很大的效果，銀耳是白色的，只有在中國的藥店才能買到。年紀大的人容易口渴、微發熱和精神不穩定，因此，較瘦的人除了銀耳以外沒有別的良藥。

丹參在中國做爲注射劑使用，是很普遍且受歡迎的藥，曾有這樣的記載：「丹參能擴張血管，增加冠狀動脈的血量，對輕、中度的慢性冠狀血管不全、狹心症和心肌梗塞很有效。」

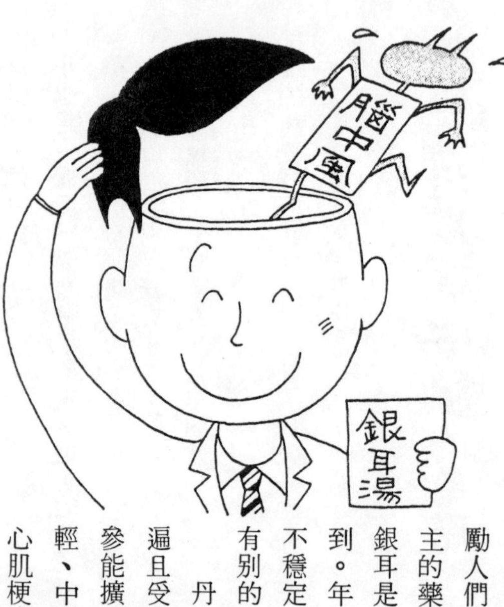

腦中風發病後的半年是相當重要的時期，可以使用現代醫學、針灸和漢醫來治療，等到病情穩定後，可食銀耳湯，這時候，丹參量可從十二公克增至三〇公克。

銀丹湯

＜材料＞十月份

銀耳三〇公克、丹參五公克、冰糖適量

＜作法＞

①銀耳浸在溫水中。

②水二公升和銀耳，用強火煮開後，用弱火煮二小時。

③把紗布包好的丹參放入②內，用弱火煮三〇分鐘。

④取出丹參，加入適量冰糖，攪一攪後關火。

※加蓋後放入冷藏庫保存。

治療咳嗽・氣喘病的藥膳

『黃帝內經』一書中提到：「咳嗽的原因和五臟六腑都有關係」，由此可知，不只和肺有關。

因此，患者對平時的身體要注意，尤其是飲食，千萬不能大意，例如冷飲吃太多或酒喝太多會使吃下去的食物不易消化，因而傷害到消化器官，肺部也會惡化，所以，經常咳嗽和氣喘的人要避免冷飲和酒。

孩童和老人較容易罹患氣喘病，這是因爲腎的關係，孩童因爲腎的發展未成熟，老人則是腎機能衰退，不論是那一方，腎一旦虛弱就會影響到肺，而發生氣喘病。氣喘病尤其容易發生在冬天，因爲腎臟在冬天時的活動較爲遲鈍。

中醫上有「夏病冬治」、「冬病夏治」的說法，也就是夏天的病要到冬天才治好。譬如腎的機能在夏天最好，所以使用藥膳來滋養，等到冬天時就不會生病了。

杏仁梨

●尤其對火氣大、口渴和喘不過氣的人特別有效。

＜材料＞二天份

梨子一個、杏仁一〇公克、陳皮一〇公克、冰糖二〇公克

＜作法＞

①用開水沖掉杏仁的外皮，然後放在鍋內用中火炒至稍微焦。

②水四〇〇cc，陳皮和冰糖放入①，用中火煮十五分鐘。

③削去梨子的皮，心也要挖掉並切片。

④趁②的汁還熱的時候，倒入③中，並放入冷藏庫保存。

※一天二次，食用二天。

貝母梨

●對身體虛弱的孩童、咳嗽和喘不過氣的人特別有效。

＜材料＞一人份

梨子一個、貝母（五歲以下二公克，六～十歲三公克，大人五公克）、黑砂糖五

○公克、蜂蜜適量。

<作法>

①梨子不削皮，上面切去¼，切下的部份不要丟掉。

②梨子的心約三公分，把它挖掉，然後裝入貝母和黑砂糖，並以切掉的部份爲蓋子，蓋上。

③梨子放在一大碗中，旁放黑砂糖（約碗的⅓）。

④蒸一小時（壓力鍋只要五分鐘）

⑤蒸好後，沾蜂蜜吃，黑砂糖汁可以喝。

※梨子吃後使身體感覺涼快，小孩子也喜歡吃。

百合粥

●對火氣大、口渴和喘不過氣的人特別有效。

<材料>一人份

百合（莖也可以用）一六公克、糯米二五公克、冰糖一〇公克、蜂蜜一〇cc

＜作法＞

①鍋內放蜂蜜用火煮，沸騰後放入百合，二分鐘後關火，並攪一攪。

②加水二〇〇cc和冰糖，用強火煮，沸騰後用中火煮十五分鐘。

③在另一個鍋子放水六〇〇cc和糯米，用強火煮開後，再用弱火煮二十分鐘。

④混合②和③，用強火煮開後關火，並蓋上鍋蓋五分鐘。

治療感冒的藥膳

感冒也分分「實症」和「虛症」，實症又分「風熱」和「風寒」。

風熱的特徵是發熱、頭痛、口渴和喉嚨痛、咳嗽、黃痰，鼻涕也是黃色的，這時就要注意，若是用體溫計量有發燒的現象，而身體却覺得寒冷的話，這是風熱而不是風寒，「雙花飲」對風熱有很大的效果。

風寒的特徵如前所言會感到寒冷，其他尚有關節酸痛、頭痛、鼻塞和打哈欠，還會流出透明的鼻水，這種患者可以食用葱和薑做成的神仙粥。

虛症感冒的特徵是全身衰弱、有倦怠感、稍爲感到寒冷和頭痛，有時會流汗，患者多是高齡者、體質衰弱者和病後、產後的人。

這種患者絕對不可食用加入發汗劑的料理，因爲實症的人讓他流汗是無妨的，可是身體需要滋養的虛症的人，是不能讓他流汗的，否則會消耗體力。玉屏風粥乃是宋代有名的處方，是用玉屏風散做成的稀飯，是一道很適合虛症患者食用的藥膳。

双花飲

●適用於風熱的患者

<材料>三星期份

金銀花（忍冬）一〇〇公克、菊花（白色且正要開放）五〇公克、冰糖五〇公克

＜作法＞

①金銀花和菊花放入鍋內，浸在三公升的冷水一小時。

②用強火煮開後，改用中火煮十分鐘，然後汁液倒入別的器皿。

③放二公升的水在②中，用中火煮十分鐘。

④混合②和③，加入冰糖，冷卻後放入冷藏庫冷凍。

※早起和睡前各飲四〇cc，小孩則依年齡各有不同，十歲二〇cc，五歲一〇cc，菊花最好用白色，品種是小的，又正要開放的。

神仙粥

●對寒冷、流鼻水的人（風寒）有效。

＜材料＞一人份

米二〇公克、長蔥一根（帶根，白色的部份也要），薑½片，醋一～二湯匙（大湯匙）

＜作法＞

①薑削皮切薄，葱剝去綠色部份後清洗乾淨（不要的部份丟棄）。

②水五〇〇cc和米①，用強火煮開後，再用弱火煮二〇分鐘後，再一次用強火煮開後關火，並蓋上鍋蓋五分鐘。

③加入適量醋即可食用。

※晚上睡覺前食用，會流汗，不過，流太多的汗會疲勞，容易流汗的人，醋不妨多放一點，就不會流太多汗。

玉屏風粥

●適用於身體衰弱及經常感冒的人。

＜材料＞一〇〇天份

黃耆一五〇公克、白朮五〇公克、防風五〇公克、小米五〇公克（一天份）

＜作法＞

①黃耆、白朮、防風曬乾。
②①的藥全部磨成粉，乾燥後放入瓶中保存並加蓋。
③小米洗淨後放入鍋內，並放八〇〇cc的水，用強火煮開後，再用弱火煮二〇分鐘（不要使水流出來，也不要讓米燒焦，要經常打開鍋蓋觀看）。
④再一次用強火煮三分鐘後關火，加入②的粉二・五公克並攪拌均勻，蓋上鍋蓋五分鐘後即可食用。
※此藥膳可改善虛弱體質，從九月開始起一〇〇天，三月開始起一〇〇天，每天吃一次。

治療鼻炎的藥膳

中醫認爲鼻子是肺的入口處，根據中國的五行說，肺屬木、火、土、金、水中的金，金在四季中屬春，所以，春天裡，鼻病最嚴重，事實上，慢性鼻炎和過敏性鼻炎（花粉症）最嚴重的時候也是在春天，和氣喘病一樣，若是等到春天再來治療就太遲了，最理想的月份是九月（夏天），對肺部也好。

假使能促進消化吸收機能，肺病就能好轉。五行中說夏天屬於土，脾（和胃關係密切）屬土，在夏天的時候，開始用食物療法來滋養脾臟，自然肺部也會蒙受其利。

中醫上有「培土生金法」的說法，培養土會產生金，若是慢性疾病，就要長期治療，慢慢的改善體質，因此，鼻炎粥是一道很好的藥膳，在介紹感冒的藥膳，也曾提供過玉屏風粥，請大家都來試一試。

鼻炎粥

<材料>一二〇天份

黃耆四八〇公克、白朮二四〇公克、防風二四〇公克、桔梗一二〇公克、甘草六〇公克、米二〇公克（一天份）

＜作法＞

①除米以外的材料均用磨粉機磨成粉，混合均勻後放入瓶中保存（要加蓋）。

②水四〇〇cc和米，用強火煮開後，再用弱火煮二〇分鐘。

③放入①的粉一〇公克，再一次用強火煮開後關火，並蓋上鍋蓋五分鐘。

※若是嫌做稀飯麻煩，就把①的粉倒入碗中，加上熱水攪拌均勻，即可飲用，時間從九月至四月每日。

黃耆粥

●適用於過敏性鼻炎。

＜材料＞一人份

黃耆五公克、米二〇公克

＜作法＞

①水五〇〇cc和黃耆，用中火煮三十分鐘。

②加入米，用強火煮開後，用弱火煮二十分鐘，再一次用強火煮開後關火，並蓋上鍋蓋五分鐘。

治療腰痛的藥膳

中醫學上稱腰為「腎的庭」或「腎的府」，似乎腰是腎的住家，因腎衰弱而影響到腰。

像這樣以腎為原因的疾病就是腰痛，症狀有腰脚無力、臉色蒼白、手脚發冷和尿量多，坐太久或是過度疲勞都會引起腰痛，最初會稍為感覺疼痛，之後慢慢有陣痛，腎和性機能有關，所以，腰有變化，性能力也會減退。

腰會酸痛，經常是由於風濕、寒濕等外在因素，譬如氣象的變化，從外面侵入體內引起陣痛，也因為腰部虛寒才致病。

「正氣內存，邪氣不干」就是最好的說明，若是過度疲勞，凡事不加節制，以致於身體虛弱，因而影響到五臟，而引起腰痛。

尤其是女性，最容易因爲天氣寒冷而腰酸背痛。

桂斷粥

●對因濕氣而痛苦的人很有效。

＜材料＞一人份

肉桂三公克、續斷五公克、米五〇公克

＜作法＞

①水二〇〇cc、肉桂和續斷，用強火煮開後，再用弱火煮十五分鐘。

②把水一公升和米放入①，用強火煮開後，再用弱火煮二十分鐘，再一次用強火煮開後關火，並加上鍋蓋五分鐘。

※早晚吃一次，吃十天後休息三天，如此反覆食用。

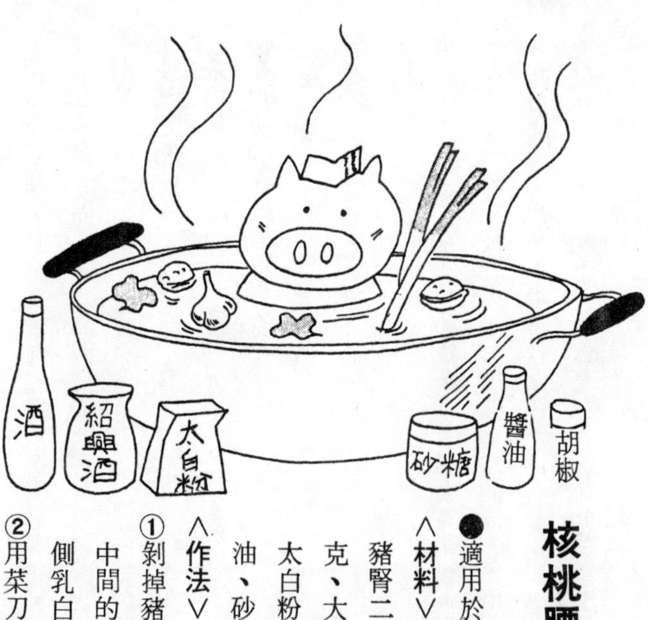

核桃腰花

●適用於足腰無力、容易疲勞的人。

〈材料〉四人份

豬腎二個、核桃三〇公克、木耳二〇公克、大蒜一〇〇公克、葱、辣椒切細、太白粉、酒、油各適量、調味料Ⓐ（醬油、砂糖、紹興酒、胡椒各適量）

〈作法〉

①剝掉豬腎的薄皮，從上往下切成三塊，中間的部分去掉，只留兩邊的部分，內側乳白色的部分也要除掉。

②用菜刀在表面上切格子狀，並加上塩巴

用水洗乾淨，再加上酒。
③在鍋內放二杯的油，用弱火炒核桃。
④把葱、薑、木耳和大蒜放入③中炒，炒後盛起。
⑤炒腎臟，炒後也盛於盤中。
⑥鍋內放入調味料Ⓐ，煮開以後，放入④和⑤。
⑦太白粉加水攪拌並放入核桃。

杜仲酒

●對身體虛弱且頻尿和精力減退的人有效。

〈材料〉三星期份

紹興酒（二五度以上）五〇〇cc、杜仲二〇～五〇公克、塩〇・四～一公克

〈作法〉

①杜仲放入鍋內，用中火稍爲炒焦。

②加入杜仲量2%的塩（如果杜仲二〇公克，塩就放〇·四公克），並放入適量的的水，然後攪拌均勻。
③鍋內放煮沸的水、紹興酒和②，煮三十分鐘。
④③裝進加蓋的瓶中，並放在冷暗處保存。
※一天一次，於睡前飲用二〇cc，飲用前充分振盪，保存二星期以上才能飲用，存放越久效果越好。

治療肩膀酸痛的藥膳

中醫認爲肩膀酸痛的原因是「氣血不夠」，若是氣血能通，就不會發生疼痛。氣血在經絡流動，若是發生障礙，氣血就不能流通，可以使用藥酒局部的按摩、針灸和運動方法來治療，這樣氣血就能流通，就不會肩膀酸痛了。
適量的酒可以促進血液循環，消除酸痛，使我們安眠。中國在三千年以前，已經作了各式各樣的藥酒，酒像是運輸藥的小舟。

藥酒的作法很簡單，價錢也很便宜，又容易保存，每天飲一點，無形中就像服藥一般。

從前治療肩膀酸痛的藥酒有三蛇酒、虎骨酒、豹骨酒等有名的動物之藥酒，現在已經很難買到了，唯植物中藥做成的酒較容易買到，只是作用比較緩慢。不過，可以放心的喝，這些酒不但有直接的鎮痛作用，而且能排除體內的濕氣，使氣血通暢，所以值得長期飲用。

巨勝酒

●適用於患部冷痛的人。

<**材料**>一個月份

黑芝蔴一〇〇公克、薏仁三〇公克、生地黃二五〇公克、米酒或高粱酒一公升

<**作法**>

把材料放入口較大（並加蓋）的瓶子，每天一次，喝前充分搖勻，並放在冷暗處保存。

※保存一星期後方能飲用，早晚各一次，飯前飲用二〇cc。

山藥酒

＜材料＞二個月份

山藥二五〇公克、茯苓五〇公克、米酒或高粱酒一·五公升

＜作法＞

①鍋內放酒五〇〇cc及山藥。

②煮沸後倒出酒，再在鍋內放酒，同樣的，煮沸後均倒入口較大的瓶中，另外再加上酒一〇〇〇cc和茯苓，放在冷暗處保存二星期後，即可食用。

※每晚睡前飲二〇cc。

治療慢性關節神經痛的藥膳

中醫稱慢性關節神經痛爲「痺症」，依照痛的型態又可分「疼痺」、「行痺」、「著痺」三種。冬天的邪氣侵入身體所產生的疼痛爲「疼痺」；風的邪氣侵入身體，全身均感疼痛的是「行痺」；濕的邪氣侵入身體而有一種遲鈍性的疼痛即爲「著痺」。

傳統營養學常使用酒做爲治療的方法，是爲了除掉身上的寒氣，但藥酒也有許多種。

本書介紹的五加皮酒，對治療神經痛很有效，有鎭痛和強壯的作用，五加皮在『神農本草經』中屬上品，長期服用對身體並沒有害處，想振作精神及延年益壽的人最好喝這種藥酒，而五加皮酒也被應用在很多方面。

另外，薏仁做成的稀飯對身體虛弱、容易疲勞和神經痛的人也很有效。

慢性關節炎和神經痛的人，能夠早期發現，早期接受治療是最好，尤其在早期的時候，使用食療法，治癒率越高。

五加皮酒

●對下半身浮腫，天氣寒冷就神經疼痛的人很有效。

＜材料＞一個月份

五加皮五〇公克、米酒或高粱酒（三〇～三五度）五〇〇ｃｃ

＜作法＞

①在口較大的鍋內放水煮沸。

②碗內放入五加皮和酒，再將碗放在鍋中煮三十分鐘。

③煮好後倒入有蓋的瓶中，並移在冷暗處保存。

※保存一星期後，早晚一次五ｃｃ，於飯前飲用。

薏仁粥

●對浮腫、固定部位疼痛且無法用力的人有效。

<材料>一人份

薏仁三〇公克、米二〇公克

<作法>

①水一・五公升、薏仁和米，用強火煮開後，再用弱火煮三十分鐘，之後，再一次用強火煮開後關火，並蓋上鍋蓋五分鐘。

木瓜湯

●對天氣寒冷時神經痛的人有效。

<材料>三人份

木瓜一〇〇公克、草果五公克、羊肉五〇〇公克、糯米一〇〇公克、塩、胡椒各適量

<作法>

①水四公升和木瓜，用強火煮開後，再用中火煮至剩三公升的水量。

②從①中取出木瓜，並把切成一〇公分大小的羊肉及草果、糯米，放入鍋內，用強火煮開後再用弱火煮二小時。

③塩巴和胡椒最後放入。

強精效果的藥膳

自古以來，中國人非常重視精力，從精力可以判斷某人的身體是否已呈老化狀態，精力強的人不但可以享受到性交時的樂趣，也會有良好的工作表現，並且有持續力，而且擁有堅強的個性，進一步說，精力充沛的人可以實現長生不老的夢想，

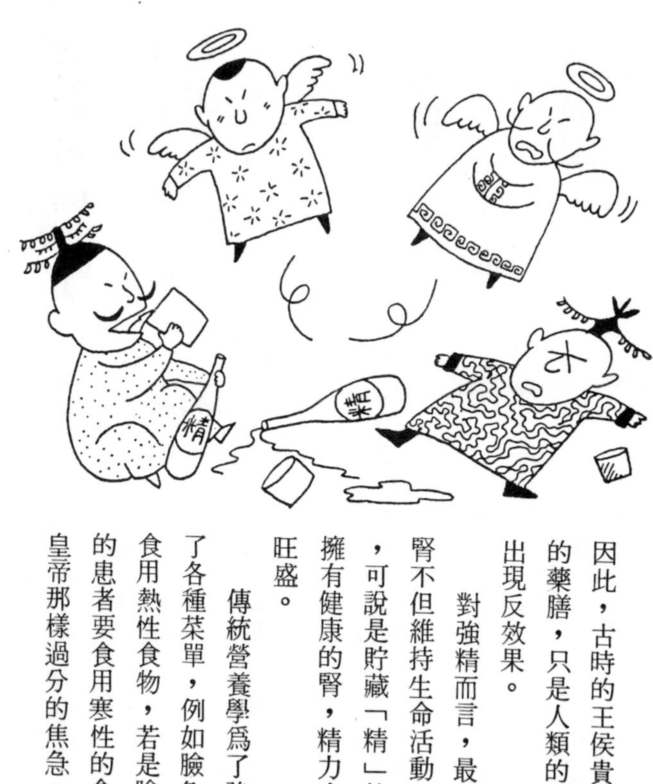

因此，古時的王侯貴族都尋求能強壯身體的藥膳，只是人類的慾望太過急促，反而出現反效果。

對強精而言，最重要的器官就是腎，腎不但維持生命活動，而且助長生殖活動，可說是貯藏「精」的重要器官，所以，擁有健康的腎，精力才會充沛，精神才會旺盛。

傳統營養學為了強壯腎的機能，推薦了各種菜單，例如臉色蒼白的陽虛患者要食用熱性食物，若是臉色紅潤、手脚陰虛的患者要食用寒性的食物，但不能像明朝皇帝那樣過分的焦急，這是很重要的。

蓯蓉羊肉

●適用於腰足寒冷的人。

＜材料＞五人份

肉蓯蓉五〇公克、辣椒二〇公克、羊肉五〇〇公克、山羊的背骨一公斤、葱、薑、塩、胡椒各適量

＜作法＞

①水五公升、羊肉、山羊的背骨和用紗布包好的肉蓯蓉、辣椒、用強火煮開後，再用弱火煮三小時。

②取出肉蓯蓉和辣椒，放入塩及胡椒粉，然後取出肉切成片食用。

二仙酒

●對腰、足寒冷的人有效。

〈材料〉一個月份

仙靈脾六〇公克、仙茅四〇公克、米酒或高粱酒一公升

〈作法〉

把用紗布包好的藥連同酒放入有蓋的瓶中，每天一次，喝前充分振盪。

※一星期後方可使用，每晚睡前飲用三〇cc，可加開水服用。

遺精粥

●適用於遺精和早漏的人

〈材料〉一人份

蓮肉二〇公克、芡實一〇公克、山茱萸五公克、米二〇公克

〈作法〉

①水八〇〇cc、蓮肉和芡實，用強火煮開後，再用弱火煮二十分鐘。

②放入米，用弱火煮二十分鐘後，再放入山茱萸，再一次用強火煮開後關火，並蓋上鍋蓋五分鐘。

法制黑豆

●對心臟激烈跳動、煩熱（睡時流汗、寒熱）、心情不穩的人有效。

＜材料＞一個月份

黑豆五〇〇公克、山茱萸一〇公克、茯苓一〇公克、當歸一〇公克、桑椹一〇公克、熟地黃一〇公克、旱蓮草一〇公克、補骨脂一〇公克、菟絲子一〇公克、五味子一〇公克、枸杞一〇公克、地骨皮一〇公克、黑芝蔴一〇公克、塩四〇公克醬油四〇cc、蜂蜜一〇〇cc

＜作法＞

①黑豆浸在溫水三十分鐘。

②水六〇〇cc、及用紗布包好的十二種的中藥，用強火煮開後，再用弱火煮至剩

下二〇〇ｃｃ的水量，把水取出即Ⓐ液。
③鍋內再放水五〇〇ｃｃ，用同樣的方法煮至剩二〇〇ｃｃ的水量，即Ⓑ液，如此反覆的做，直到出現Ⓓ液爲止，合計八〇〇ｃｃ。
④把①、③和塩放入鍋內，用強火煮開後，再用弱火煮到水分全乾。
⑤最後放入醬油和蜂蜜，用弱火煮至水分全乾，再放入冷藏庫保存。
※每天早上空腹時食用五〇公克，對糖尿病和陰虛的患者很有效。

防止身體老化的藥膳

中醫認爲肉體的老化是由於腎的衰退，『素問』中的上古天眞論篇提到腎隨著年齡會有各種的變化，我們現代人不妨和從前比較看看。

「女子七歲腎氣最盛，這個時候換牙、長髮，十四歲月經開始來臨，二十一歲身體發育達到頂點，二十八歲肋骨發育健全，頭髮生長旺盛，三十五歲身體開始衰弱，四十二歲生出白髮，四十九歲月經停止。男孩子八歲腎氣旺盛，十六歲精力充沛有生殖能力，二十四歲肋骨最爲強壯，三十二歲身體健康，四十歲腎氣衰退並開始脫毛，四十八歲臉上顯出老狀，五十六歲全身老化，六十四歲牙齒、頭髮脫落」

總之，女子的身體每隔七年發生變化，男子則是八年。若是逐漸老化之際，才來進行預防，未免太晚了，應該在腎氣未衰，也就是女子二十八歲，男子三十二歲之前，開始預防才有效，如果女子到三十五歲，男子到四十歲就要努力預防，並加以治療了，在此之前的階段，不但方法簡單而且有效。

不論如何，養生永不嫌早，我在這裡介紹的黃耆膏，是一種防止老化的藥膳，很多人用過，效果都很好。

黃耆膏

●適用於身體容易疲勞的人。

〈材料〉一個月份

黃耆一二〇公克、白茅根一二〇公克、山藥一〇〇公克、甘草六〇公克、蜂蜜三〇〇cc

〈作法〉

①水三公升、黃耆和白茅根，用強火煮開後，再用中火煮至六〇〇cc的水量（1/5量），然後用紗布過濾。

②山藥和甘草磨成粉，放入①液，用弱火溫熱。

③蜂蜜放於別的鍋中，用弱火蒸發水分。

④②液倒入③蜂蜜中攪拌。

⑤然後把④倒入煮沸消毒過的瓶子（並加蓋），冷卻後放入冷藏庫保存。

※每天早晚加開水食用一五cc。

銀耳羹

●適用於高血壓的人。

<材料>一人份

銀耳三公克、枸杞三公克、冰糖一五公克

<作法>

①銀耳和枸杞泡水二十分鐘。

②鍋內放煮沸的水四〇〇cc和銀耳，用弱火煮一小時。

③枸杞和冰糖放入②加以攪拌。

※每天早上飲用，藥也可以食用。

人參酒

●適用於身體虛弱和虛冷症的人

<材料>一個月份

朝鮮人參三〇公克、米酒或高粱酒（二五～三五度）一公升

<作法>

①朝鮮人參置於碗中，再把酒倒入。
②①放入鍋內蒸二十分鐘，然後倒入有蓋的瓶中，並放入冷暗處保存。
※朝鮮人參也要放進去，保存一週以後，於每晚睡前飲用二〇cc。

防止疲勞・四肢無力的藥膳

有很多人沒有任何疾病，就是容易感到疲勞和四肢無力，現代醫學稱這些為疲勞症狀，中醫則認為是五勞（五臟疲勞）、六極（六腑疲勞）、七情（精神疲勞）和虛勞（因過度勞動，使身心疲勞）。

有這些病狀的人，要調整氣血和滋補身體。體力充沛的狀態稱作「血氣盛」，就是全身的氣和血非常旺盛，自然就沒有身體疲勞或四肢無力的現象。

這裏介紹的十全大補膏，雖出自明代的『醫學發明』一書中，卻是由明代的『正體類要』中記載的八珍湯而來，八珍湯就是由補氣作用的四神湯和補血作用的四物湯做成的藥方。

四神湯是用四種中藥做成的，對胃腸衰弱、貧血、四肢無力和動作遲鈍等症狀有效，另外，四物湯也是用四種中藥做成，可治療手脚寒冷、皮膚粗糙、貧血和神經痛。

以上兩種藥方加上黃耆、肉桂所做成的藥膏即是十全大補膏，黃耆能防止外邪入侵，肉桂是氣血兩虛的人所不可缺少的，這樣一來，所有的藥都能在體內發生良好的作用。

十全大補膏

<材料>一個月份

朝鮮人參四〇公克、黃耆一二〇公克、白朮五〇公克、茯苓九〇公克、肉桂二〇公克、當歸七〇公克、川芎四〇公克、白芍四〇公克、熟地黃一〇〇公克、甘草三〇公克、蜂蜜六〇〇cc

＜作法＞

①琺瑯鍋內放水六公升和朝鮮人參，用強火煮開後，再用中火煮一小時。

②把其餘的藥放入①中，煮至六〇〇ｃｃ的水量，再用紗布過濾，即成Ⓐ液。

③再倒入四公升的水於鍋內，用強火煮開後，再一次用弱火煮至六〇〇ｃｃ的水量，再用紗布過濾得Ⓑ液。

④Ⓐ液和Ⓑ液混合起來煮，用弱火煮至六〇〇ｃｃ的水量。

⑤蜂蜜放入另一個鍋內，用弱火蒸發水分。

⑥混合④和⑤並加以攪拌。

⑦倒入煮沸消毒過的瓶子（並加蓋），冷卻後送入冷藏庫保存。

※每天早晚飲用一五ｃｃ。

治療眼睛疲勞的藥膳

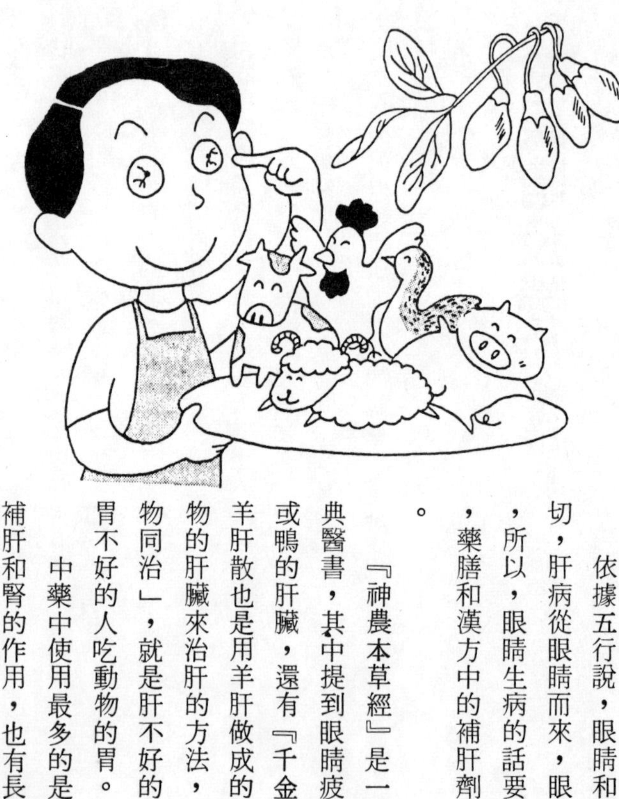

依據五行說，眼睛和肝的關係非常密切，肝病從眼睛而來，眼病也是從肝而來，所以，眼睛生病的話要注重肝臟的治療，藥膳和漢方中的補肝劑常使用動物的肝。

『神農本草經』是一部很有價值的古典醫書，其中提到眼睛疲勞的人要食用羊或鴨的肝臟，還有『千金要方』中提到的羊肝散也是用羊肝做成的，像這樣使用動物的肝臟來治肝的方法，在中醫上稱「同物同治」，就是肝不好的人吃動物的肝，胃不好的人吃動物的胃。

中藥中使用最多的是枸杞，枸杞有滋補肝和腎的作用，也有長壽不老的效能，深受一般人喜愛和廣用，可以治療眼睛疲勞及老花眼。在中國爲了防止中學生眼睛疲勞，就在稀飯中加入枸杞。

枸杞肉末

＜材料＞三～四人份

枸杞二〇公克、豬絞肉二〇〇公克、韮菜一〇〇公克、萵苣一個、蛋白一個、油四大匙、調味料Ⓐ（雞骨湯¾杯、紹興酒、葱、薑切細、塩及胡椒各適量）

＜作法＞

①枸杞浸在溫水中。

②把豬和雞的絞肉連同蛋白，加上調味料Ⓐ，一起攪拌二十分鐘。

③先熱鍋再放入酒和②，炒好後盛入盤內。

④切細的韮菜和枸杞放入鍋內，炒好後盛入③。

⑤萵苣剝開來洗，乾燥後放在盤上，把④包在裏面就可以食用。

銀枸明目湯

●適用於食用枸杞肉末無效的人。

＜材料＞一人份

銀耳三公克、枸杞五公克、雞肝一〇〇公克、酒、塩、醬油、太白粉、薑各適量、雞骨湯五〇〇ｃｃ

＜作法＞

①雞肝洗乾淨後切成片。

②太白粉在碗中加水，然後把雞肝、酒、塩和薑放入醃二十分鐘。

③銀耳用水洗乾淨後再泡在水中。

④事先做好的雞骨湯放入鍋中，用強火煮，沸騰以後，依照順序放入塩巴、醬油、銀耳、雞肝和枸杞，用強火煮一分鐘後即可。

羊肝粥

●適用體質虛冷、眼睛疲勞的人。

〈材料〉一人份

羊肝三〇公克（沒有的話，用牛肝也可以）、米二〇公克、葱、薑、塩各適量

〈作法〉

①水五〇〇cc和米，用強火煮開後，再用弱火煮二十分鐘。

②把切成片的羊肝加入鍋內煮，依然要拿掉浮在最上層的污物，再用弱火煮五分鐘後關火，並蓋上鍋蓋五分鐘，最後放入切細的葱和薑，並加上塩巴即可食用。

自古以來，酒的效用爲人所重視，但是，飲法不對會有反效果。元朝的『飲膳正要』是一本具有代表性的經典營養書，書中提到酒以「少飲爲佳」。少量的酒對身體有益，喝醉了就不好。

這裏所介紹的蓮梨汁是根據清代具有代表性的作家吳瑭著的『五汁飲』，書中記載把梨、荸薺、鮮葦根、麥門冬和蓮藕五種汁冰冷後飲用，其特色是喝下後能使身體冷下來。

蓮梨汁就是利用這五種中的梨和蓮藕做成，如果因爲喝醉引起喉嚨乾渴，體內的火氣變大，這個時候可以喝蓮梨汁來冷卻火氣。

蓮梨汁

<材料>一人份

蓮藕一〇〇公克、梨子一個

<作法>

削掉梨子的皮並取出心，然後和蓮藕一起放在果汁機打成汁即可飲用。

便秘・痔瘡的藥膳

便秘的原因很多，中醫上認爲最主要的原因有「熱邪」、「氣虛」和「血虛」三種。

「熱邪」的人因腸內有熱度，失去潤滑，因此，大便變得乾硬，即形成便秘。「氣虛」的人身體虛弱而且精神不好，體中內水分又不夠，自然大腸的蠕動因而衰退，終於引起便秘。「血虛」是血液不足，腸子的營養失調，最後發生便秘。

後漢名醫張仲景治療便秘的方法是使患者食用含有豬脂肪的食物，因爲供給油脂，能潤滑腸子，大便自然暢通，這個想法，至今仍被傳統營養學認定。

現在便秘的原因還多了一項，由「寒邪」所引起的，怕冷及四肢容易寒冷的人因天氣寒冷，大便就堅硬起來，這種罹患寒邪便秘的人要用保暖腸子的方法來治療，因為保暖腸子能溶化大便，所以，可以飲用羊肉和牛肉所做湯汁來治療。

這種寒症便秘的人，只要治癒冷症，便秘就會隨著好轉，至於冷症患者所適用的藥膳請看138頁。

菠菜粥

＜材料＞一人份

菠菜五〇公克、豬背骨一公斤、肉蓯蓉二〇公克、米二〇公克

＜作法＞

①水五公升、豬背骨和用紗布包好的肉蓯蓉，用強火煮開後，再用弱火煮二小時。

②菠菜浸在水中後切段。

③鍋內放①的湯四〇〇cc和米，用強火煮開後，再用弱火煮二十分鐘。

④放入菠菜，再一次用強火煮開後關火，並蓋上鍋蓋五分鐘。

※每天早上食用。

蔴仁蜜

＜材料＞十天份

蔴子仁二〇〇公克、蜂蜜二〇〇ｃｃ

＜作法＞

①把蔴子仁放在平底鍋用中火輕炒，待乾燥後剝殼磨成粉。

②水六〇〇ｃｃ和蔴子仁粉，用強火煮開後，再用弱火煮至三〇〇ｃｃ的水量，然後用紗布過濾，即得Ⓐ液。

③再放入六〇〇ｃｃ的水，和②的方法一樣，取得三〇〇ｃｃ的水量，即得Ⓑ液。

④混合Ⓐ液和Ⓑ液，再用弱火煮至三〇〇ｃｃ。

⑤蜂蜜放入別的鍋內，用弱火蒸發水分。

⑥④放入⑤充分攪拌，倒入煮沸消毒過的瓶子（要加蓋），最後放入冷藏庫保存。

※每天早上飲用五〇ｃｃ，可加開水服用。

牛肉蓯蓉湯

〈材料〉一人份

牛肉塊（或羊肉塊）二〇〇公克、肉蓯蓉五公克、辣椒三公克、塩、胡椒各適量

〈作法〉

①水三公升、牛肉（或羊肉）和紗布包好的漢藥（肉蓯蓉和辣椒），用強火煮開後，再用弱火煮至五〇〇cc。

②取出紗布包好的藥，加上塩巴即可食用。

治療下痢的藥膳

下痢有急性和慢性兩種，急性下痢發生的很快，但時間短暫，原因很多，不外

乎是體內有細菌、食物中毒、暴飲暴食和感冒，最重要的是保持鎮靜，斷絕病因，但是如果下痢有脫水的現象，就要充分供應水分。

在這裏介紹馬齒莧粥，馬齒莧是一種漢藥，有清熱、解毒的效用，又能整腸，下痢時時常利用到它。

慢性下痢比較嚴重，經常腹瀉，肚子卻不痛，患者多是胃腸虛弱或患有慢性腸炎的人，只要天氣寒冷就有下痢的現象，另外，因自律神經失調而引起的過敏性大腸炎，也同樣會有慢性下痢。

罹患慢性下痢的人，精力會逐漸消失，變成氣血虛弱的狀態，好像沉在水中，迷迷糊糊一般，大便也無法乾燥。傳統營養學的治療方法是身體保溫，使大便乾燥，並食用適合病情的藥膳。

馬齒莧粥

●適用於急性下痢的人。

＜材料＞一人份

馬齒莧二〇公克、米二〇公克

＜作法＞

水五〇〇cc、馬齒莧和米，用強火煮開後，再用弱火煮三十分鐘，然後再一次用強火煮開後關火，並蓋上鍋蓋五分鐘。

腸炎粥

●適用於慢性下痢但精神良好的人或是過敏性大腸炎的人。

＜材料＞一人份

朝鮮人參二公克、茯苓五公克、芡實五公克、白扁豆二〇公克、米二〇公克

＜作法＞

①這四種中藥，可一次做三十天份或九十天份（各分量的三〇或九〇倍），用磨粉機磨成粉後，放入瓶中保存。

②把一次的分量泡在冷水中。

③水五〇〇cc和米，用強火煮開後，放入②液，用弱火煮二十分鐘，再一次用強火煮開後關火，並蓋上鍋蓋五分鐘。

※每天一次，至少吃三個月。

治療低血壓的藥膳

中醫認爲低血壓的原因是氣血兩虛，尤其氣虛更是主要的原因，氣虛就是氣不足，原因是生理機能發生障礙，或由慢性疾病引起，古時雖無血壓計，但因氣虛而引起的眼花撩亂、疲勞、手足酸痛、無力感、失眠、臉唇蒼白和脈博微弱等等，都是低血壓的症狀。

氣和五臟有密切的關係，五臟控制氣的運行，尤其是脾、肺乃是容納氣之所在，因此，傳統營養學有補脾和肺的藥膳。

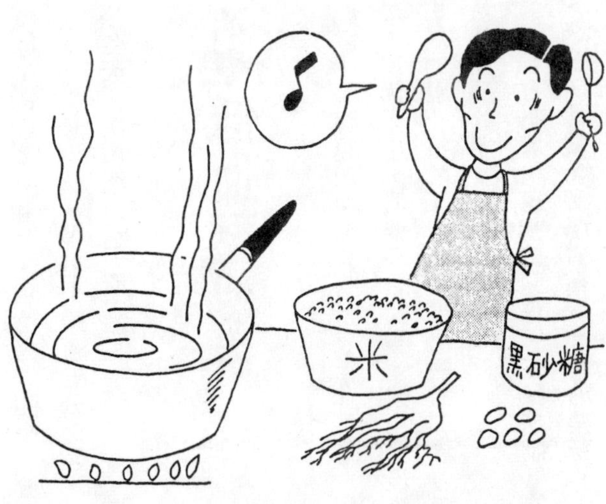

補氣的代表性藥物是人參，人參能養氣，血是靠氣的作用來運行的，如果吃了朝鮮人參，血會運行到全身，自然不會有疲勞、四肢無力和頭昏眼花的現象。

大棗是補氣的代表性藥物，能增進體力和安定精神，消除目眩、低血壓和情緒不安的現象，這裏也介紹兩種含有大棗的藥膳。

阿膠是補血的高貴藥物，也是治療女性貧血不可缺少的，對於產後、病後的貧血和低血壓很有效。

龍眼有補脾養血的作用，還可以促進消化吸收機能。

人參黑棗粥

●適用於怕冷、和虛弱的人。

＜材料＞一人份

朝鮮人參二公克、黑棗五個、米三〇公克、黑砂糖適量

＜作法＞

①水二公升、朝鮮人參和大棗，用中火煮至六〇〇cc的水量。

②米放入，用強火煮開後，再用弱火煮二十分鐘，再一次用強火煮開後關火，並蓋上鍋蓋五分鐘，並放入黑砂糖，藥也可以食用。

龍眼阿膠黑棗粥

●對心臟激烈跳動、貧血、精神不穩定和失眠的人特別有效。

＜材料＞一人份

龍眼肉七公克、黑棗三個、阿膠三公克、米三〇公克、米酒或高粱一〇cc

＜作法＞

①水二公升、龍眼肉和黑棗，用中火煮至六〇〇cc的水量。

②米放入①，用強火煮開後，再用弱火煮二十分鐘，然後再一次用強火煮開後關火，並蓋上鍋蓋五分鐘。

③在別的鍋內煮沸開水，把酒及阿膠倒入碗中，再放在鍋中隔水煮，使阿膠溶化。

④③倒入②中，即可食用。

治療冷症的藥膳

日本女性對流行的服飾很敏感，經常穿的很單薄，雖然美麗，卻有很多人爲罹患冷症而煩惱，據說，五個女孩中就有四人罹患冷症，中國女性因爲經常穿著長褲，必要時還會添加衣服，所以冷症的人並不像日本女性那麼多。

冷症對女性而言是一種痛苦的疾病，但不會立刻影響生命，因而常被人忽視，冷症的人有貧血、生理不順、生理痛和白帶等症狀，患者經常有腰痛、坐骨神經痛和膀胱炎等疾病，所以一定要接受治療。

冷症的食療法，要採用熱性性質的食物做爲藥物，在漢方的聖典『傷寒論』中曾有記載羊肉和當歸做成的食補，羊肉和當歸都是熱性食物，以下我就要介紹當歸牛肉。

熱性食物有大蒜、薑和葱，水果則是蕃石榴、櫻桃和紅豆，皆有保溫作用，相反的，梨子和柿子是寒性的，所以冷症的人最好不要吃，蔬菜中的茄子也是寒性。日常中的飲食宜多加注意，經常食用藥膳可以改善冷症體質，就不會再怕冷，也就可以穿任何的流行衣服了。

當歸牛肉

〈材料〉三～四人份

牛肉三〇〇公克、當歸一〇公克、紅蘿蔔二條、小松菜二〇〇公克、葱、薑各適量、調味料Ⓐ（砂糖½小匙、雞骨湯½杯、紹興酒、醬油、豆瓣醬各適量）、調味料Ⓑ（太白粉二小匙、蔴油適量）

〈作法〉

①在深底鍋內放入牛肉和當歸，並加水，肉要完全浸在水裏，如果水少要隨時加水，用中火煮三小時，使用壓力鍋的話只要三十分鐘。

②紅蘿蔔切成小塊後，用熱水燙一下。

③小松菜也用熱水燙一下，然後加上少許的塩和蔴油在鍋中炒，炒好後放在有漏勺，使水滲出。

④在③的鍋內加上蔴油，葱、薑切細後加入，炒出香味爲止。

⑤取出①中的牛肉，切成二公分寬後放入④的鍋中，加上調味料Ⓐ，用強火煮開後加水，並放入調味料Ⓑ，關火前加上蔴油。

⑥混合③和⑤，並用②紅蘿蔔點綴。

羊肉粥

＜材料＞一人份

附子三公克、當歸三公克、辣椒五公克、絞羊肉（牛肉也可以）五〇公克、糯米二〇公克、葱、薑、塩各適量

＜作法＞

①水三〇〇cc，沸騰以後放入用紗布包好的附子，用弱火煮十五分鐘。

②再放入用紗布包好的當歸和辣椒、絞羊肉和水五〇〇cc，用強火煮開放，再用弱火煮十五分鐘。

③糯米放入，用強火煮開後，再用弱火煮二十分鐘，然後再用強火煮開後關火，並取出紗布包著的藥，蓋上鍋蓋十五分鐘後放切細的葱、薑和塩。

※一天一次，食用十天後休息三天，如此反覆食用三回。

治療更年期障礙的藥膳

更年期是女性一生中必須通過的生理變化期，一般在四十三～五十歲。更年期時，卵巢的分泌會發生變化，因此荷爾蒙分泌不均衡，結果產生自律神經失調的病狀，引起許多痛苦。

紀元三世紀，後漢的名醫張仲景在他所著的『金匱要略』中提到：「婦女精神不安定，有時哭，有時笑，而且易怒，這種症狀稱作臟躁，最好食用甘麥大棗湯。」

臟躁就是現在我們所說的歇斯底里，更年期正是爲臟躁煩惱，而且甘麥大棗湯是治療更年期障礙的最好處方，其實不只在更年期，失眠、自律神經失調症、小兒的夜驚症和癲癇症都能夠用這個藥方來治療。

所用的藥材如同藥名所表示的，有甘草、小麥和大棗三種，小麥有養心安神和止血的作用，大棗有養血安神和補益脾胃的作用，甘草能促進消化吸收作用，三者綜合起來有莫大的功效，本書要介紹的是可以在家中做的稀飯。

甘麥大棗粥

●適用於精神不安及心臟激烈跳動的人。

＜材料＞一人份

甘草四公克、薄力粉三〇公克、黑棗十個

＜作法＞

①水五〇〇cc和黑棗，用強火煮開後，再用中火煮二十分鐘。

②甘草磨成粉。

③薄力粉加冷水攪拌。

④②放入①加以攪拌，並用中火煮五分鐘。

⑤③倒入④，煮三分鐘，也可以加入砂糖。

※每天一次，食用三個月，如果食用後無效，依然有不安、心臟激烈跳動和心情不穩的現象，就食用下面之藥膳。

解郁膏

●適合食用甘麥黑棗粥無效的人。

＜材料＞五〇天份

柴胡二五〇公克、白芍二五〇公克、白朮二五〇公克、當歸三〇〇公克、黑棗二五〇公克、甘草一五〇公克、小麥粉一公斤、蜂蜜二・五公升

＜作法＞

①大的琺瑯鍋內放水八公升和藥材，用強火煮開後，再用中火煮至三公升的水量，再用紗布過濾，得Ⓐ液。

②再用水五公升，和①同樣的方法，煮至剩三公升的水量，再用紗布過濾，得Ⓑ液。

③Ⓐ液和Ⓑ液合起來煮，用弱火煮至二・五公升的水量。
④蜂蜜放入別的鍋內，用弱火蒸發水分。
⑤③倒入④，稍爲加熱並攪拌均勻。
⑥⑤液倒入煮沸消毒過的瓶子，冷卻後加蓋並放入冷藏庫保存。
※每天二次，早起睡前飲用五〇cc，飲用時要加一〇〇cc的熱開水。

治療肥胖的藥膳

中國的唐代和明代由於社會比較安定，肥胖的人比較多，戰亂紛起的時候，肥胖的人自然較少，和糖尿病同樣的道理。

肥胖在日本是一大問題，最近中國也頗爲嚴重，於是，大家紛紛研究唐、明文獻資料。

傳統營養學認爲肥胖是消化吸收機能不調和，什麼是消化吸收機能?就是排泄廢物，吸收有用的物質。如果吸收機能過分發達，但是排泄機能太差，兩者沒有調和，將形成肥胖，而治療的方法就是排除不必要的水分，補充營養。

排泄水分的方法有利尿和發汗，利尿要用茯苓和茶，想發汗則要運動或吃蔥等發汗劑，但是肥胖的人多屬虛症，雖然盡量減輕體重，但也要增加營養才能產生體力。

若是只靠限制飲食來減輕體重，會使消化吸收機能更糟，體重只是一時的減輕，以後又會胖起來，另外，精神不安定的人，對消化吸收機能會有不良的影響，所以平時就要想辦法安定精神。

荷葉粥

〈材料〉一人份

荷葉一〇公克、茯苓一〇公克、米二〇公克

〈作法〉

①荷葉洗乾淨後，除掉表面上的毛。
②水六〇〇cc和荷葉，用強火煮五分鐘後，取出荷葉。
③米放入②中，用強火煮開後，再用弱火煮二十分鐘。
④茯苓磨成粉後放入③，用強火煮開後關火，並蓋上鍋蓋五分鐘。

茯苓蕃茄

●適於浮腫的人。

<材料>二人份

蕃茄四個、茯苓一〇公克、蛋白二個、葱一支、太白粉、蔴油各適量、調味料Ⓐ（醬油、砂糖、雞骨湯、紹興酒各適量）

<作法>

①剝掉蕃茄皮，然後切片。
②茯苓磨成粉，和開水一起攪拌成糊狀。

③太白粉加水攪拌，倒在熱鍋中，蛋白攪好後也倒入，待凝固後盛起。
④鍋內放油，切細的葱放下去炒，蕃茄也放入。
⑤放入②和調味料Ⓐ，太白粉和水攪拌好後也放入，盛上後再放入蛋白。

具美容皮膚功效的藥膳

不論東西方，男性要求精力充沛，女性則是美麗、漂亮，少女的皮膚最爲自然美好，即使沒有化粧仍非常動人，可是，一旦到了二十五歲，皮膚就漸漸老化，這時保持皮膚的要點就是使老化緩慢。

皮膚能夠光滑，完全是血的作用，如果血不足，皮膚會顯得乾燥，所以貧血者的皮膚，看起來總是沒有生氣，因爲身體的新陳代謝不好，使得皮膚吸收不到營養。

中醫認爲美麗的根本在於血，倘若能解決血的問題，皮膚就會光滑而美麗。

保持美麗肌膚最有名的藥就是阿膠，阿膠是用黑驢的皮做出來的，有補血和止血的作用，又能使頭髮變黑，一向被當作珍貴的藥材，古時被視爲貢藥，只有皇宮中身分較高的女性才能飲用。現在若是當作禮物送給女性，也相當受歡迎。

最近的研究報告，含有膠厚質和白明膠的阿膠，能舒展皮膚，日本一些有名的化粧品廠商都在他們的化粧品中加膠原質。

阿膠酒

＜材料＞一個月份

阿膠五〇公克、米酒或高粱酒（二五～三五度）五〇〇cc

＜作法＞

①阿膠和酒倒入碗中，然後放在煮沸的水中溫熱十五分鐘。

②阿膠溶化後，倒入加蓋的瓶子中，並放到冷暗處保存。

※每天早上一次，飲用一〇cc，作好了可以馬上喝。

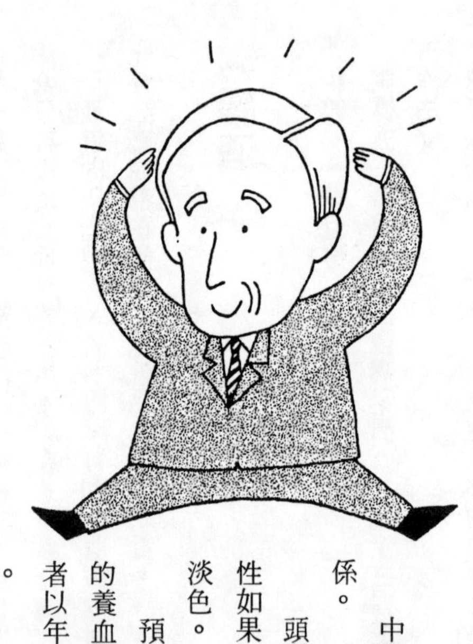

治療白髮的藥膳

中醫上認為頭髮和血、腎有密切的關係。

頭髮變白表示血不足或腎氣衰弱。女性如果血不足，月經量會減少，而且血呈淡色。

預防白髮有兩種方法，一是使用補血的養血劑，一是使用能強腎的養精劑，前者以年青人較為適宜，後者以年紀大的人。

當然，兩者關係密切，並不能只顧一

方，所以，最好食用既能補血又能養精的藥膳。

『本草綱目』中記載預防白髮的處方有十種，其中有的是利用頭髮做藥材，現在還有燃燒頭髮來做處方的。

這裏所介紹的烏髮糖是使用何首烏做藥材，何首烏是用曬乾的蔓蕺菜的根做成的，能使人年輕，又有造血的作用，且能強腎。

胡桃、黑芝蔴和蜂蜜有強壯、強精的作用，也能強腎。

烏髮糖

＜材料＞一個月份

何首烏二〇〇公克、胡桃二〇〇公克、黑芝蔴二〇〇公克、蜂蜜三〇〇cc、油適量

＜作法＞

①水二公升和用紗布包好的何首烏，用強火煮開後再煮五分鐘，然後弱火煮至三〇

〇cc的水量，關火後取出藥材。

②蜂蜜放入①。

③黑芝蔴放入淺底鍋輕炒後，盛入盤內。

④胡桃剝殼後放入鍋中輕炒，盛上後待它冷卻。

⑤③和④放入②中攪拌，然後倒入瓶中，並放至冷暗處保存。

※每天早晚空腹時食用二〇cc。

治療生理痛的藥膳

中醫上的「疼則不通，通則不疼」，意思就是說「有疼痛表示不通暢，通暢了就沒有疼痛。」這句話，一樣可以應用在生理痛上，氣血不順就會疼痛，若是生理順暢就不會引起生理痛。

所以，發怒或精神不穩會使氣脈停滯而引起胸痛和頭痛，若是再沒有好好排泄水分，還會危害到腎臟。

爲生理痛煩惱的人，多屬寒症或虛症患者。

寒症的人在生理期前幾天或生理期間，下腹部會感到冷和痛，只要稍爲溫一下就舒服多了。經血量不多且帶黑色，又有凝成血塊的現象，手脚很冷、臉色蒼白，這是因爲血被寒冷凝結的緣故，應該保溫身體使血流暢通，這裏所介紹的藥膳是生糖粥。

虛症的人，生理期中的痛沒有那麼嚴重，可是生理期後，腹部會開始陣痛，用手撫摸能減輕痛苦，經血呈淡色，全身無力且疲勞，患者應該食用滋補全身且使血流暢通的藥膳，在這裏介紹氣血粥。

生糖粥

●適於生理前或生理中下腹疼痛的寒症患者。

<材料>一人份

乾薑五公克、肉桂五公克、當歸二公克、黑砂糖二〇公克、糯米二〇公克

＜作法＞

①水六〇〇cc、糯米和用紗布包好的乾薑、肉桂和當歸，用強火煮開後，再用弱火煮二十分鐘。

②取出中藥，放入黑砂糖，用強火煮開後關火，並蓋上鍋蓋五分鐘。

※生理期後每天食用一次，至生理期開始才停止，生理期間勿食用。

氣血粥

●適於生理後下腹陣痛的虛症患者。

＜材料＞一人份

朝鮮人參粉一公克、黃耆五公克、當歸三公克、川芎三公克、糯米二〇公克

＜作法＞

①水六〇〇cc、糯米及用紗布包好的黃耆、當歸、川芎，用強火煮開後，再用弱

火煮二十分鐘。

②取出用紗布包好的中藥，放入朝鮮人參粉，用強火煮開後關火，並蓋上鍋蓋五分鐘。

※生理期後每天食用一次，至生理期開始才停止，生理期中勿食用。

治療白帶的藥膳

健康的女性在平時或生理期會出現少量的分泌物，可是，如果和平時粘液不同，或分泌物過多，或帶有顏色，或有臭味等等，這些通稱白帶，有治療的必要。

除了白帶以外，還有黃帶，若是正常的白帶，分泌物呈白色且沒有臭味，白帶患者有臉色蒼白、手脚發冷、容易疲勞、食慾不振、大便呈水狀和尿量少等症狀，有時脚會浮腫，患此病者很多，在這裏所介紹的藥膳是用朝鮮人參及山藥做成的人參山藥粥。

廣。

朝鮮人參是上等的補藥，山藥、八味丸和六味丸也可做爲配藥，使用的範圍很

黃帶的分泌物很濃，呈黃綠色，中醫認爲原因是濕毒從外侵入，現代醫學則認爲是受到感染。黃帶患者的症狀是口渴、口苦、精神不穩定、尿量少和容易便秘，這種患者可以食用車前子做成的車前子粥，車前子有消炎、利尿的功用，能除掉濕熱，對治療濕毒的入侵很有效。

人參山藥粥

●適合白帶多的人。

<材料>一人份

朝鮮人參粉二公克、山藥三〇公克、芡實五公克、銀杏五個、黑砂糖少量

<作法>

①山藥和芡實磨成粉後，泡在冷水中

②四〇〇ｃｃ沸騰的水，①放入並攪一攪，朝鮮人參粉也放入，用弱火煮十分鐘，最後加入少量黑砂糖，即可食用。

車前子粥

●適合黃帶多的人。

＜材料＞一人份

車前子二〇公克、綠豆二〇公克、糯米二〇公克、食塩一公克

＜作法＞

①淺底鍋放車前子，輕炒五分鐘。

②茶杯內放水一〇ｃｃ及食塩，再放入①中。

③車前子用紗布包好，連同水四〇〇ｃｃ和綠豆放入鍋內，用強火煮開後，再用弱火煮四十分鐘，水量剩至一〇〇ｃｃ。

④取出用紗布包好的車前子，再放入水四〇〇ｃｃ及糯米，用強火煮開後，弱火煮

二十分鐘，然後再用強火煮開後關火，並蓋上鍋蓋五分鐘。

治療小兒虛弱的藥膳

從前孩童的體質、精神和疾病都比較單純，甚至比大人的疾病來得容易治療，但是由於生活和社會環境的改變，孩童的疾病已不能採用簡單的治療方法，反而變得複雜。

儘管時代不同，治療的要點卻不會有所改變，就是要節制飲食及衣服的穿著，「吃得太多及穿得太厚是百病之源。」

平時飲食只要八分飽即可，要經常保持空腹才不會傷到脾胃，爲了保持食慾，不能多吃零食，假使能嚴格控制零食，小孩身體一定健康，因爲他們的身體不像大人的身體已發育健全，所以大人對於孩童的飲食，應有定時定量的原則，否則身體就無法保持調和的狀態。

有夜尿症的小孩不妨食用夜尿粥，此藥膳對保溫有很大的效果，許多母親用後都覺得很有效。

小米粥

<材料>一人份

小米三〇公克

<作法>

①水五〇〇cc及小米，浸三十分鐘。

②用強火煮開後，再用弱火煮三十分鐘，並除去最上層的污物，然後再一次用強火煮開後關火，並蓋上鍋蓋五分鐘。

三仙飯

<材料>五天份

山楂子五〇公克、神麴五〇公克、麥芽五〇公克

<作法>

①山楂子放入淺底鍋內稍爲炒焦。

②神麴和麥芽也是一樣的作法。

③鍋內放水二公升、①和②，用強火煮開後，再用弱火煮至½的水量，然後用紗布過濾裝入瓶中。

※每天早晚，溫一〇〇cc並加入適量的黑砂糖及蜂蜜飲用。

夜尿粥

●適合過胖的孩子。

<材料>九十天份

黨參三六公克、茯苓三六公克、山藥三六公克、芡實三六公克、甘草三六公克、

一次的米量二〇公克

〈作法〉

①除了米以外的材料，全磨成粉，之後放在有蓋的瓶中保存。

②水四〇〇cc、米二〇公克及藥粉二公克，用強火煮開後，再用弱火煮二十分鐘，再一次用強火煮開後關火，並蓋上鍋蓋五分鐘。

綠豆粥

●適合於夏天食慾不振的小孩。

〈材料〉五人份

綠豆二〇〇公克、冰糖五〇公克、合歡木的花二五公克

〈作法〉

①水二公升及綠豆，用強火煮開後，再用弱火煮一小時半，並放入冰糖。

②盛入碗內後，一人分的話放上合歡木的花五公克。

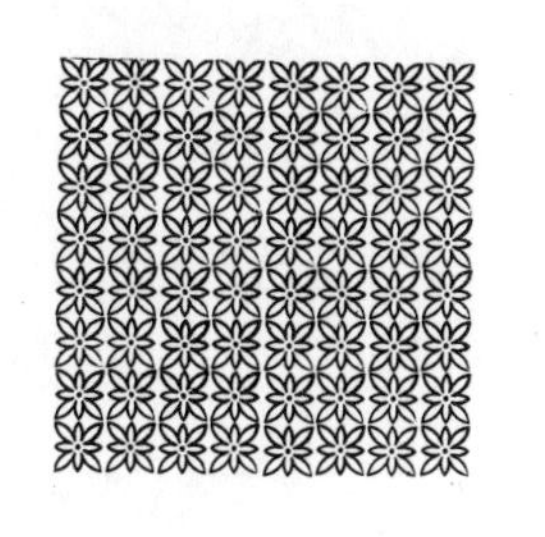

第四章

從南瓜至蘋果

日常食品的使用方法和效能

什麼食物用什麼方法來治療什麼病最有效

各種食品及各種藥物的「性」及「味」

中醫對食物中帶有藥性的性質稱作「性味」，而且非常重視。什麼叫做「性」，「性」就是食物進入體內所產生的作用，是有保溫作用呢；還是使身體寒冷；若是不產生任何作用，就是「平」，依照順序有「熱—溫—平—涼—寒」。

「味」表示食物的味，可分酸、苦、甘、辛、鹼五種。酸味能被肝和胆吸收，苦味則是心和小腸，甘味則是脾和胃，辛味是肺和大腸，鹼味則是腎和膀胱。

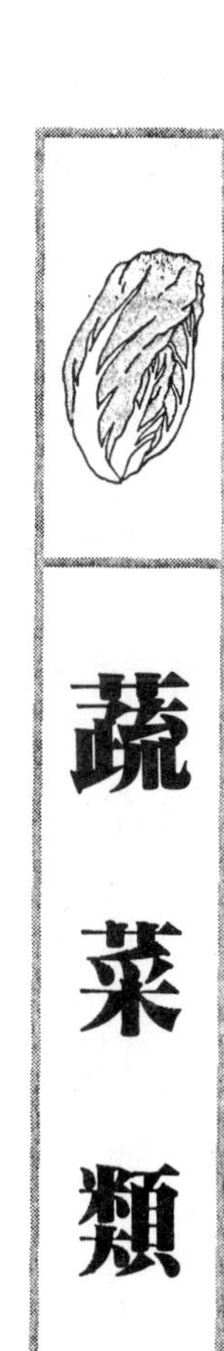

蔬菜類

中醫上最基本的文獻『黃帝內經』中記載，「五穀爲養，五果爲助，五畜爲益，五菜爲充」。

穀物能養身，水果有助身體，肉有滋補作用，蔬菜能增進健康，若是蔬菜不夠，就算穀物、水果及肉類供應充足，仍然不能保持健康，由此可知蔬菜的重要。

人的身體需要各種食物，單靠一種是不夠的，尤其蔬菜對身體的幫助很大，這一點已經過現代營養學的証明，多食蔬菜可以促進消化吸收機能，另外，多食蔬菜可以防止肥胖，尤其循環器官有毛病的人，更應該多攝取蔬菜。

古代的經典營養學不但介紹各類蔬菜的藥效，還詳載其使用方法，例如茄子的吃法就有二十多種，但是每一種的吃法都要顧慮到體質及病狀，像這樣詳細的記載，現代營養學就做不到。

南瓜

性＝温　味＝甘

南瓜有保溫、滋潤肺部、補脾、增進食慾、利尿、解毒及驅蟲的作用。

〈最有效的食用方法〉

●**老年性氣喘病**　鍋內放水一公升、南瓜五〇〇公克及麥芽糖三〇公克，用弱火煮，煮好後取出南瓜，並放入薑五〇公克，煮至三〇〇mℓ的量，每天飲用一〇〇mℓ。

●**糖尿病**　南瓜的種子放入平底鍋炒並壓碎，炒至呈黃土色，加開水飲用。

●**母乳不足**　每日食用南瓜種子三〇～五〇粒。

●**小孩肚內的蛔蟲**　種子五〇個炒成黃土色後壓成粉狀，食用時加二〇cc的蜂蜜，早晚食用。

※中國人喜歡吃南瓜和向日葵的種子，在公園散步的情侶都喜歡買五～六個南瓜種

子，放在口中吃，吐殼的技術非常高明。南瓜種子最好和肉一起烹飪，因爲南瓜種子能吸收肉類的油脂。

高麗菜

性＝平　性＝甘

高麗菜有補腎、利尿和解毒的作用，還能消除胃腸炎，又能止痛增進食慾。若是每日生吃，大人可以增進體力，小孩可以促進發育。

〈最有效的食用方法〉

●**胃痛、腹脹**　洗乾淨後，用熱水燙一下，冷卻後生吃。

●**改善小孩虛弱的體質**　鍋內放水一・五公升及高麗菜二〇〇公克，煮至〇・五公升時放入適量的冰糖，即可食用。

●**增進食慾**　浸在塩水中發酵，就是四川的泡菜，可增進食慾，吃多一點也無妨，尤其於食用肉類後食用，有清除胃腸的作用。

胡瓜

性＝寒　味＝甘

胡瓜有利尿作用，且能排除體內廢物，淨化血液。

〈最有效的食用方法〉

●**微熱、神經不穩定**　冷卻後生吃。

●**燙傷**　壓扁後敷在傷部。

●**浮腫、不排尿**　鍋內放入切薄的胡瓜二〇〇公克及醋三〇〇mℓ，用弱火煮十分鐘即可食用。

●**下痢**　把胡瓜一〇〇公克壓扁，加蜂蜜五〇cc食用，每天食用二次。

●**汗疹**　胡瓜的切口沾塩巴，用來擦汗疹，二～三天就好了。

薑

性＝温　味＝辛

薑的藥效很多，漢藥中未曬乾的稱生薑，曬乾的就叫乾薑，藥膳主要使用生薑，效能有制止嘔吐、去痰、降火氣、消水腫，另外還有發汗、解熱、解毒和健胃的作用。

〈最有效的食用方法〉

●**慢性下痢、便軟**　薑四公克、艾葉四公克、白蘿蔔種子三公克，三種煎好飲用。

●**喘氣**　薑四公克、杏仁一〇公克、胡桃三〇公克壓碎成泥狀，食用時加蜂蜜三〇公克。

●**害喜**　薑九公克、陳皮一〇公克和水二〇〇mℓ，於煎好飲用，可加黑砂糖二〇公克。

●**寒性的胃腸和生理痛**　鍋內放水六〇〇mℓ、薑三〇公克、黑棗十個、黑砂糖五〇公克，用弱火煮，大棗可一次食完，如此食用一星期。

●**胃潰瘍**　豬肚洗乾淨，中放入薑二五〇公克，煮好後食用豬肚。

●**坐骨神經痛**　鍋內放水六〇〇mℓ、薑四〇公克及辣椒一〇公克，用中火煮十分鐘，再用紗布過濾得液體，食用時加二個蛋。

芹菜　　性＝寒　味＝苦

芹菜可淨化血液，有助新陳代謝作用，又可恢復疲勞、強精和美容，而且有鎮靜及補血的作用，可以生吃。

〈最有效的食用方法〉

●**高血壓**　五〇〇公克的芹菜在果汁機中打成汁，每天飲用。

●**害喜、嘔吐**　鍋內放水六〇mℓ、芹菜五〇公克及甘草一五公克，用中火煮三十分鐘，再用紗布過濾，食用時加一個蛋。

●**不正常出血**　芹菜三〇公克及茜草六公克壓成汁飲用。

白蘿蔔　　性＝涼　味＝辛甘

白蘿蔔有健胃、消化、止咳、化痰、清熱解毒、利尿和促進血液循環等作用。

＜最有效的食用方法＞

●高血壓　白蘿蔔在果汁機中攪成汁，一次一〇mℓ，一天飲用二十次。

●支氣管炎　皮削掉後，放在砂糖中半天，即可食用。

●老年性目眩　白蘿蔔、葱和薑各適量，壓扁後敷在額頭三十分鐘。

●一氧化碳素中毒　白蘿蔔刨成籤狀醃於砂糖中，一小時後可食用。

●香港脚　白蘿蔔煮好後敷在患部。

●喉嚨痛　白蘿蔔和薑壓成汁飲用。

茄子

性＝寒　味＝甘

茄子有消炎、活血和解毒的作用，又可止痛，並使身體冷卻。

＜最有效的食用方法＞

●下痢　煮好後食用。

●皮膚腐爛、凍傷、香港脚　壓扁生茄子後，塗在患部。

●喉　痛　生茄子壓扁後，一天二〇～三〇公克，分三次食用。

●蛀牙痛　在有蓋的瓶子中放入三五〇mℓ的六〇％醫療用的酒精，再放入茄子一〇〇公克，一個禮拜以後，用棉花沾取，塞在牙齒裏。

●凍傷　茄子連根放在鍋中煮，趁熱時敷在患部。

●咳嗽　茄子六〇公克壓扁後煮成汁，飲用時加蜂蜜二〇cc。

※清代名醫王士雄在他所著的『溫病經緯』中提到：「茄子在秋天以後帶有微毒，病人勿食用。」，茄子性寒，冬天的時候，患有冷症及關節痛的女性最好不要食用。日本有句俗語：「秋天的茄子不要讓新娘食用」，像這些知識，都是祖先的智慧。

韮菜

性＝温　味＝辛

韮菜具有促進血液循環、保持體溫、健胃、整腸、強壯和止血止痛的作用，又名起陽草，經常食用的話，可增進身體精力。

<最有效的食用方法>

●**增强體力、下痢、手足會酸**　煮或炒都可以，常食。

●**吐血**　二〇〇公克和水四〇〇mℓ煎來喝。

●**嘔吐、胃痛**　用開水燙一下，然後放在果汁機中攪拌，每天飲用一〇〇mℓ。

●**脫肛**　煎成液後清洗患部。

●**汗疹**　一〇〇公克壓碎，敷在患部。

●**體力減退、不妊症**　韮菜一公克、蝦肉一公克、豬肉二公克、作成水餃。

●**夢遺、遺精**　每天空腹時食用韮菜果實二十粒，和塩水一起服用。

紅蘿蔔

性＝平　味＝甘

紅蘿蔔是經常使用的營養健胃食品，對胃腸虛弱的人很適合，還能保護眼睛和皮膚。

<最有效的食用方法>

●**肝炎的預防** 鍋內放入新鮮的紅蘿蔔葉二二〇公克及適量的水煎熬，爲期一個禮拜。

●**小孩消化不良** 紅蘿蔔三〇〇公克加塩二公克煮，此爲一天量。

●**視力減退、夜盲症** 根五〇〇公克在果汁機中攪成汁，並加入適量的冰糖，此爲一天量。

●**改進虛弱體質** 紅蘿蔔和蔬菜攪成汁，每天飲用。

大蒜

性＝温　味＝辛

大蒜的藥效非常驚人，主要的效用有強壯、強精、消炎、健胃、抗菌、解毒、驅蟲、鎭靜、止咳、化痰、降壓、利尿和止血，在中國，外側有紫色內膜並結成一大團的才是優良。

＜最有效的食用方法＞

●**胃痛** 鍋內放大蒜七個，塩一公克、醋一〇mℓ及適量的水，煮後食用。

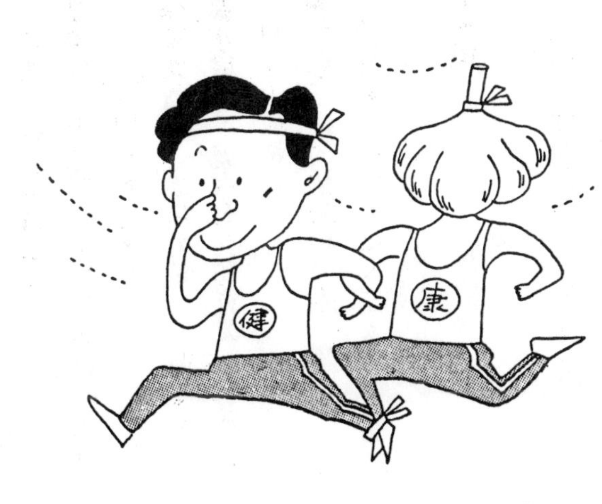

●**感冒開始時**　大蒜、蔥白及薑各適量，煎好後趁熱飲用。

●**百日咳**　鍋內放一〇〇mℓ的熱湯，打碎的大蒜一五公克及砂糖三〇公克，一天飲用三次，飲用五天。

●**下痢**　大蒜五個放在鍋中，煮半熟後即可食用。

●**喘氣**　每天食用蒸好的大蒜，若是病情很嚴重，就把大蒜壓成汁，飲用一杯。

蔥

性＝温　味＝辛

當作藥物使用時，大部分都使用蔥白，主要效用有發汗、散寒、健胃、促進消化、增進食慾、利尿、興奮神經系統、改善血液循環和解毒。

＜最有效的食用方法＞

●**感冒**　煮稀飯時，放入切細的蔥白末，或是把切細的蔥白、薑和些許切薄的味噌，加上開水飲用。

●**預防感冒**　壓扁的蔥白，把汁滴入鼻中一、二滴。

●**夜尿症**　蔥白七支和硫黃九公克混成泥狀，並加水攪拌，晚上敷在肚臍，第二天早上再取掉。

●**動脈硬化的預防和治療**　蔥白六〇公克壓碎後，加入六〇cc的蜂蜜，然後放入消毒過的瓶中，每天二次，吃½匙，只喝汁不吃蔥。

白菜

性＝寒　味＝甘

白菜能改善熱症，有益胃腸，又有解毒作用。

＜最有效的食用方法＞

●**口渴、有痰、排尿不良**　白菜切細生吃。

●**宿醉、火氣大**　一〇〇公克的白菜切細加少許塩和醋二〇mℓ食用。

蓮藕

性＝寒　味＝甘

蓮藕能消炎、滋潤肺部，又有生血的作用，使血液循環良好。若用火烤來吃，更有健胃、增加食慾和止瀉的作用，如有微熱、口渴和食慾不振的人也可以食用。

＜最有效的食用方法＞

●**遺精**　蓮藕五〇公克和飯一起煮來吃，食用二個星期。

●**高血壓、心臟激烈跳動和失眠**　蓮子的心（黃蓮）四公克，加水煎好後飲用。

●**吐血**　蓮藕節五個和白茅根三〇公克煎成的汁液，加入韮菜汁一〇mℓ，每天飲用。

●**夏天食慾不振**　白扁豆二〇公克和水一公升，煮軟以後再放入蓮藕葉，再煮五分鐘即可食用。

●**血小板過少症**　蓮藕五〇〇公克、黑棗一公斤及適量的水，並加上適量的砂糖煮，每天食用三〇〇公克，約食用三～六個月。

菠菜

性＝涼　味＝甘

菠菜有養血作用，也是治療貧血的有效蔬菜，另外還有止血、止痛、增進食慾和通便的作用。

＜最有效的食用方法＞

●**糖尿病**　紅色的菠菜根一〇〇公克、雞內金（曬乾的雞肫內膜）十五公克，煎好後即可飲用。

●**眼睛疲勞、夜盲症**　生菠菜一公斤做成果汁，每天飲用。

●**高血壓**　菠菜一〇〇公克不加塩，在煮沸的水中燙一分鐘，沾醋和醬油食用。

●**氣喘**　菠菜種子五〇公克，用弱火烤後磨成粉，然後分二十份，每天二次，食用十天。

●**急性結膜炎**　菠菜一〇〇公克、菊花一〇公克和水三〇〇mℓ煮好後飲用。

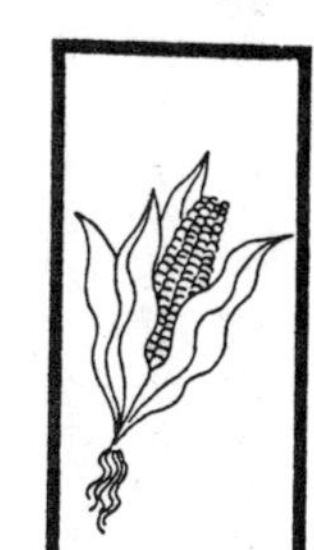

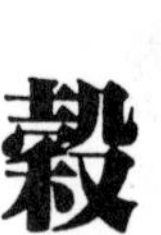
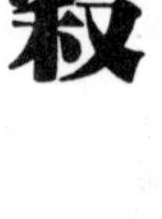
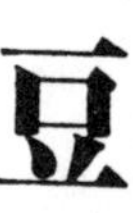
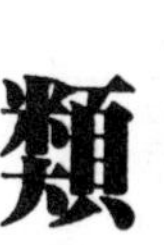

穀豆類

傳統營養學曾一再強調食用雜穀的家族會繁榮，食用精製穀物的家族反而會衰退。因爲所有穀物性質不盡相同，食用種類越多，而且是未精製過的穀物，對身體越有幫助。

現代營養學以蛋白質和碳水化合物的含量來作爲食物的分類標準，例如麥和米具有同樣的營養，都是碳水化合物，但是穀物的種類有限，若是對飲食生活有所限制，身體會變得虛弱，而成爲多病的原因。

清朝有一本名爲『粥譜』的書，書中介紹由五十種以上的穀物做成的稀飯，其中有許多沒看過也沒聽過，而現代人不再食用的各類穀物，這實在是令人遺憾的事，只要大家肯用心注意，就會發現有很多穀物可以擺在桌上，爲了健康，一定要增加食用穀物的種類。

紅豆

性＝平　味＝甘

紅豆有消炎、解熱、抗菌、健胃、利尿、解毒、消腫和止痛的作用。

＜最有效的食用方法＞

●**全身浮腫**　冬瓜四〇〇公克、紅豆一〇〇公克，煮軟後即可食用。

●**眼下浮腫**　水一公升和紅豆二〇公克，用弱火煮至五〇〇mℓ水量，再放入米二〇公克和黃耆二公克，用強火煮開後弱火煮二十分鐘，再用強火煮開後關火，蓋上鍋蓋五分鐘後即可食用。

●**腫**　紅豆磨成粉後加上蜂蜜，塗在患部，乾燥後拿掉。

隱元豆

性＝平　味＝甘

隱元豆有益脾胃，能促進消化吸收，又能消暑，而且有治療下痢的作用。

<最有效的食用方法>

●**小孩消化不良**　隱元豆一〇公克、用紗布包好的車前子（含有塩性）、藿香六公克和四〇〇mℓ的水一起煮，煮至半量時放入黑砂糖，即可食用。

●**白帶**　隱元豆六〇公克和四〇〇mℓ的水，煮至半量時即可飲用。或是隱元豆和山藥各三〇公克，做爲茶用。

●**急性腸炎**　隱元豆粉放入莢豆之中，然後沾醋食用。

再來米

性＝平　味＝甘

再來米是日常生活中很普通的米，能補胃健脾，又能振作精神，它的性質不冷不熱，所以，我們可以每天食用。

<最有效的食用方法>

●**消化不良、下痢**　水五〇〇mℓ和再來米，用強火煮開後，弱火煮二十分鐘，再用

強火煮開後關火，並蓋上鍋蓋五分鐘。

●**嬰兒斷奶**　稀飯之中加上澄液。

大麥　　　　性＝寒　味＝甘

大麥有健脾助胃的效果，又能幫助消化，調整胃腸機能，藥用的多為發芽的麥芽。

＜最有效的食用方法＞

●**便秘**　大麥麩二〇公克煮好飲用。

●**急性肝炎**　麥芽三〇公克、茵蔯三〇公克、陳皮十五公克，煮好飲用。

●**消化不良**　大麥的麥芽煮好後飲湯。

小麥　　　　性＝平　味＝甘

小麥的藥效是能補心養肝，「內經」中曾提到小麥是「心之穀」，能醫治心病（頭昏眼花、心神恍惚和更年期障礙），也適於白天易流汗的人。

＜最有效的食用方法＞

●**失眠**　小麥、黑豆、合歡木的花各三〇公克和水一公升放入鍋內，煮至二〇〇mℓ的量，於睡前飲用。

●**多汗症**　小麥三〇公克、黑棗十個、龍眼肉十五公克和水一公升，用中火煮至一五〇mℓ後食用。

●**口內發炎（嘴破）**　小麥粉放入平底鍋輕炒，變色後放入龍腦二〇公克，攪拌後塗在患部。

蕎麥

性＝寒　味＝甘

蕎麥有健胃、整腸、利尿和解毒的作用，並可增進食慾和通便，也能預防動脈硬化和高血壓等病，對治療胃腸虛弱和精力減退也很有效。

〈最有效的食用方法〉

●便秘、皮膚粗糙、高血壓　碗中放入蕎麥粉和熱水，攪拌均勻後加入醬油食用。

●燒傷、膿口　蕎麥粉和水攪拌後塗在患部。

●白帶　蕎麥粉放在平底鍋中輕炒，每天食用二〇公克。

大豆

性＝平　味＝甘

大豆有滋補胃腸、提神、解熱、消炎和解毒的作用，還能降低胆固醇，對治療高血壓、動脈硬化和心臟病等疾病也有很大的效果，同時，豆漿乃是最具營養的健康食品。

〈最有效的食用方法〉

●產後貧血、虛弱體質　大豆一〇〇公克煮軟後，放入豬肝，一起食用。

●產後乳汁不足　大豆五〇〇公克和用紗布包好的王不留行三〇公克先浸在鍋中，再用弱火煮三〇分鐘。

●胃痛　大豆三〇粒和少許辣椒先浸在鍋中，再用弱火煮三〇分鐘，煮好後飲汁。

玉蜀黍

性＝平　味＝甘

玉蜀黍有整腸、強壯、利尿和強心的作用，還能降低胆固醇，是高血壓、高脂血症患者的最佳食物。

另外，玉蜀黍的鬚有利尿作用，『本草綱目』中記有「尿道結石可食用玉蜀黍的葉和鬚」。

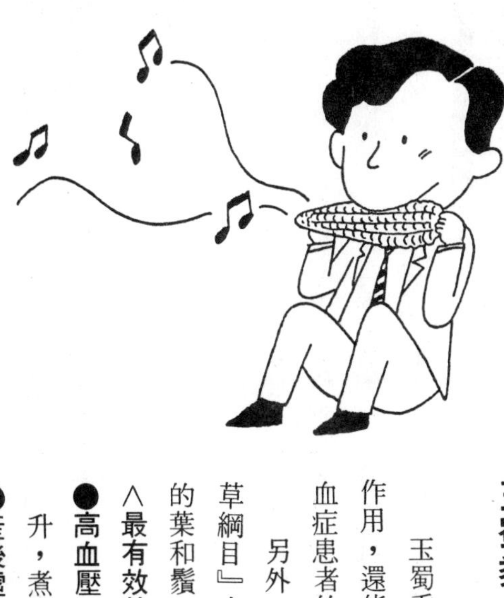

＜最有效的食用方法＞

●高血壓　玉蜀黍的鬚六〇公克和水一公升，煮至半量後飲用。

●產後虛弱、晚上睡覺時流汗　玉蜀黍的

心一〇〇公克和水一公升，煮至半量時飲用。

●**尿道結石**　玉蜀黍的根六〇公克和茵蔯十五公克，煮好後飲用。

●**黃疸**　玉蜀黍的鬚六〇公克和水一公升，煮至半量後飲用，一天三次。

薏仁

性＝微寒　味＝甘

薏仁能強固胃腸，治療便秘和清洗血液，並促進新陳代謝。根據『神農本草經』中的記載，薏仁為養命藥，位列上品，有「補虛（強壯）、益氣（提神），使身心輕鬆愉快。」，薏仁最主要的特徵就是能排除水分，因此也能治療由心臟和腎臟所引起的水腫、脚氣和神經痛，使用的範圍非常廣大。

＜最有效的食用方法＞

●**美容、強壯**　薏仁五〇公克在平底鍋中輕炒後食用，煮成稀飯更好。

●**疣（皮膚上的肉塊）**　同量的薏仁和木賊，做成茶喝。

●**糖尿病**　薏仁和糯米的糙米依三比二的比例磨成粉，飯前食用一大匙。

●**口臭** 薏仁的粉末加甘草粉，塗在舌中。

糯米

性＝温　味＝甘

糯米能增強消化機能，振作精神及增加體溫，而且能止汗和止痢，對寒性的下痢和冷症也很有效，發燒或流血時千萬不可食用。

〈最有效的食用方法〉

●**容易感冒的人** 把做好的䊦糬放在味噌湯中食用。

●**喘氣** 䊦糬沾醬油烤，每天食用二個。

綠豆

性＝寒　味＝甘

綠豆有消炎、解毒、解熱、抗化膿、抗菌、消暑、利水和消腫的作用。

〈最有效的食用方法〉

●**耳下腺炎**　綠豆一二〇公克、大豆六〇公克煮後，加入適量的砂糖即可食用。

●**高血壓**　蓮藕一節，於洞中放綠豆，蒸熟後食用。

●**藥物中毒**　綠豆六〇公克煮熟後，飲用汁液。

●**乳腺炎**　綠豆六〇公克磨成粉，用冷水攪拌後，外敷。

※中國的漢醫多勸急性脊髓視神經症的患者食用綠豆，一氧化碳素中毒、食物中毒、瓦斯中毒和農藥中毒也是同樣有效，甚至夏天中暑的時候，只要食用綠豆和甘草煮成的稀飯，立刻可痊癒。肥胖的身體，要想辦法將體內的毒素排出體外可食用之。另外，冬粉、蒟蒻和愛玉是中國女性很喜歡的食物。

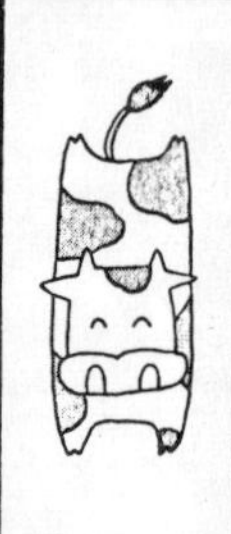

肉類·魚類

我時常強調，傳統營養學一樣要攝取魚類和肉類，可是因性質有所不同，各人的體質也不同，所以，要選擇適合體質和病狀的食物。

因此，長壽村的人經常準備各種的食品，簡單的說，若想增強體力，寒症的人可食用狗肉和羊肉，熱症的人可食用兔肉和鼈肉，吃的方法也有一定的限制，同時，必須多方的攝取，營養才會均衡。

中國有一道「千金鯉魚湯」，治好三十位罹患腎臟病症候群的患者，處方是鯉魚、紅豆、砂仁、生薑和黃耆組成的藥膳。處方是依據唐代的文獻「鯉魚可消腫」，以此爲根據來治療腎臟病症候群的患者，主要是使用鯉魚，才得到如此大的效果，若是換成別的魚就不行，這是幾千年來所得到的經驗，無法用理論想像，這也是傳統營養最強而有力的地方。

牛肉

性＝温　味＝甘

牛肉能培養消化機能，強壯胃腸，使筋骨發育強壯，又有消腫、利尿和消暑的作用，尤其牛肉不肥膩，所以對神經痛或肌肉衰退的人很有效，但是，就整體來看，肉不如湯和骨髓來得有營養。

〈最有效的食法方法〉

●**虛弱的人改善體質（寒症的人）**　牛肉一公斤、黃耆、山藥、當參、白朮各五〇公克、黑棗、生薑、山椒各二〇公克，並用紗布包好，約煮一天（可能的話煮二～三天），然後取出藥材，主要是喝湯，吃不吃肉無所謂，以上材料爲十天分。

●**小孩發育不全、智商較低、怕冷、夜尿症**　大鍋內放入牛背骨二公斤和水一〇ℓ，煮一天，要隨時取出浮在上層的汚物和加水，即煮成一〇ℓ的湯，然後敲碎背骨，取出骨髓，再加上別的背骨髓，合計有三公斤，放入湯中，再放入辣椒五〇公克及用紗布包好的益智仁、菟絲子、黃耆、蓮肉各三〇公克，慢慢的煮一天，取出藥後，喝湯吃骨髓。

※中國的絲路住有回族，他們以羊和牛爲主食，並用羊糞豬糞作燃料，如此煮一星期以上，然而湯和骨髓卻遠比肉受人重視，多半做爲小孩的健康食品，所以，漢族和回族一看就知道，漢族乃是農耕民族，而回族的力量較爲強大，持續力也較強。

鰻魚

性＝温　味＝甘

中國有句古話：「精力已盡就吃些有粘液的食物，最初的力量也沒有的話，就吃有根的菜。」，鰻魚是粘液食物的代表，有粘液又帶有根的就是芋頭，鰻魚有強壯、強精的作用，還能抵抗寒冷，並可止痛消腫。

〈最有效的食用方法〉

●心臟激烈跳動、氣喘　鰻魚一尾、黃耆十五公克用紗布包好，煮好後，魚肉可以吃也可以喝湯。

鯉魚

性＝平　味＝甘

古時的中國人，食用淡水魚多於海產魚，魚類中最具藥效的就是鯉魚，鯉魚有排尿作用，可除浮腫，解腹脹，還能治療咳嗽、氣喘及乳汁不通。

〈最有效的食用方法〉

●**孕婦中毒（浮腫）、害喜**　鯉魚二五〇公克（拿掉內臟）、紅豆三〇公克、砂仁一〇公克、薑一〇公克、黃耆三〇公克、用弱火煮四十分鐘，喝湯，也可以吃魚，但不要放塩。

●**母乳不足**　鯉魚切成一塊塊，並放入味噌煮成湯（煮濃一點）。

●**慢性腎炎**　黃耆用紗布包好，放在鯉魚湯中煮，煮好後飲用。

鹿肉

性＝溫　味＝甘

鹿肉的藥效能「補脾益氣、溫腎壯陽」，也就是具有強壯、強精的作用，是可以增強精力的有名食物。鹿茸更是血和肉的精華所在，有強壯、強精的效能，是一種高貴的藥，但是，並非人人都可以食用。例如容易出血、易口渴、眼發紅、易便秘、高血壓或有微熱體質的人，最好不要食用。相反的，鹿肉對精力減退、性無能、冷症、不感症和不孕症的「寒症」患者很有效。

<最有效的食用方法>

●**精力減退、性無能、冷症、不感症、不妊症**　每天可食用鹿肉五〇～一〇〇公克，或是每天食用鹿茸〇・五公克，無論如何，吃後覺得身體有熱感的人就不要再吃了。

※鹿角未成形時稱鹿茸，此時藥效最好。從前，朝鮮人參和鹿茸是漢方高貴藥材中的雙璧，成形後的角可浸在酒中，做成藥酒。

鼈肉

性＝寒　味＝甘

鼈有滋陰補腎的效果，能增加體力，又有養血、除熱的效用，自古爲中國的補藥，因性寒，不適宜寒症的人。

<最有效的食用方法>

●**精神不安、失眠**　鼈一隻，百合三〇公克、黑棗十個，放在鍋內煮好後飲湯，鼈肉、百合和黑棗都可食用。

●**遺精**　女貞子、熟地黃、枸杞各十五公克用紗布包好，和鼈肉一起煮，取出藥材後飲湯食肉。

鷄肉

性＝温　味＝甘

雞肉能養氣，提高消化機能，而且能強壯筋骨，又能養血，還可調整女性的生理機能，所以是老年人、孕婦、病後及罹患慢性疾病的人所不可缺少的食品。

〈最有效的食用方法〉

●**產後增進體力**　雞一隻、黑棗二〇個、當歸二〇公克，煮好後即可飲用，肉也可以吃，以上爲一週分，食用三〇個星期。

●**不正常的出血**　雞骨湯二〇〇mℓ，加入阿膠三公克和少許的塩，每天早上飲用。

※中國人把雞當作肉中之王，藥店也很重視「烏雞白鳳」，成長十年以上，脚和嘴巴均呈黑色，且爲母雞，是很優秀的藥材。

羊肉

性＝温　味＝甘

羊肉有補氣養血的作用，又能促進消化機能，羊肉比牛肉更具有熱性，因此被稱做「女性的肉」，生理上有問題，一定要吃羊肉，冬天多吃羊肉，對精力減退的人有很大的幫助，對胃痛的寒症患者也很有效，此外，羊乳適宜怕寒及生理不順的人。

＜最有效的食用方法＞

●**冷症**　大鍋內放入羊肉一公斤、黑豆一〇〇公克和用紗布包好的當歸三〇公克及辣椒二〇公克，煮好後喝湯，也可以吃肉，以上是一週分。

●**寒症男性的精力減退**　大鍋內放羊肉一公斤和用紗布包好的辣椒，並加入充分的水，用強火煮開後，放入用紗布包好的附子一〇公克，再用弱火煮一天，即可食用，以上爲五天分。

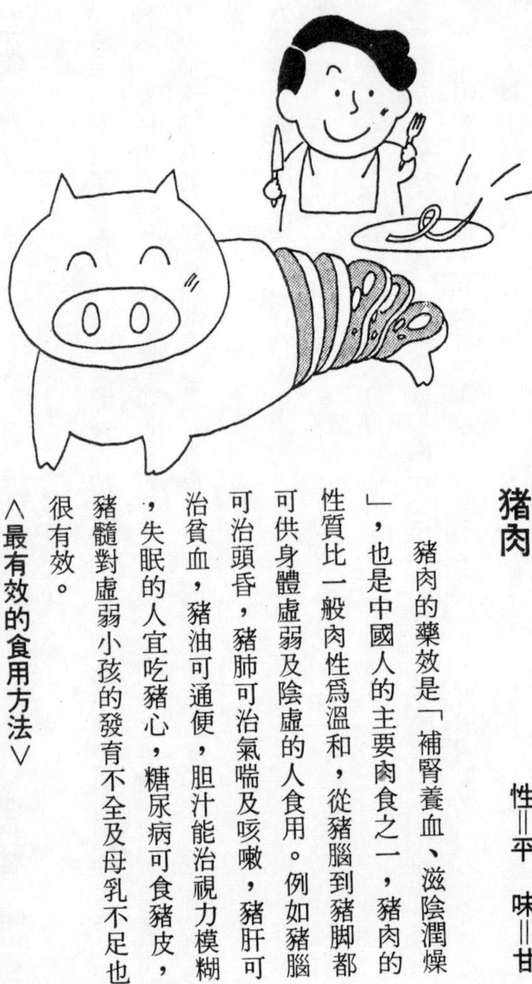

豬肉

性＝平　味＝甘

豬肉的藥效是「補腎養血、滋陰潤燥」，也是中國人的主要肉食之一，豬肉的性質比一般肉性爲溫和，從豬腦到豬脚都可供身體虛弱及陰虛的人食用。例如豬腦可治頭昏，豬肺可治氣喘及咳嗽，豬肝可治貧血，豬油可通便，胆汁能治視力模糊，失眠的人宜吃豬心，糖尿病可食豬皮，豬髓對虛弱小孩的發育不全及母乳不足也很有效。

<最有效的食用方法>

●**腰痛、精力減退**　剝掉豬腎的薄皮，直

切成三分，中間部分不要，只留左右兩邊，中間的乳白色及鮮紅色要用刀子修乾淨，切好後放在鍋內，然後放入用紗布包好的補骨脂，烹飪腎臟一定要放塩巴，添入胡椒、醬油、葱和薑會比較好吃，而且適宜寒症的人。

●**胃痛**　豬肚洗乾淨後，把薑一〇〇公克放在裏面，煮熟後取出薑，切細食用。

●**便中有血**　豬脚一隻，和用紗布包好的茜草三〇公克一起煮了吃。

●**眼睛模糊、夜盲症**　豬肝一〇〇公克，和用紗布包好的夜明砂一〇公克一起煮，豬肝也可以吃。

●**白癬（慢性皮膚病）**　先煮熟豬肝，待冷卻後切片，再沾沙苑蒺藜粉六〇公克食用。

果實類

果實類的藥膳中有一個和慈禧太后有關的故事：在一年冬天，慈禧太后因爲感冒而不停的咳嗽，病情十分嚴重，甚至無法安睡，宮中的御醫使用名貴的朝鮮人參、燕窩和銀耳來治療，不料病情越來越嚴重，吐的痰中帶有血，且拖延一個月之久。

有一位食醫聽到這個消息，便做了雪梨膏請慈禧太后試用，做法是梨子不剝皮壓扁，壓出的汁放入砂糖熬成膏劑，西太后服用後，病情果然痊癒。

爲什麼食醫使用梨子呢？

因爲冬天天氣乾燥，加上風很強，所以外邪侵入而形成感冒，冬天的風和普通的風不一樣，可以蒸發體內的水蒸氣，導致發燒，這光用解熱劑和止咳劑無效，最要緊的是充分供應水分，冬天的風易使身體乾燥，梨子乃是寒性的水果，可滋潤肺部，又能止咳和消熱，使人振作精神。

吃水果不是一件蔴煩的事，不但安全又有效，可說是最便宜的漢方，只是要先知道各種水果的性能，使用起來才方便。

杏仁

性＝温　味＝酸

杏子有止咳、化痰、潤腸和通便的功用，做爲藥物要用帶有核的乾燥種子，也就是杏仁。

＜最有效的食用方法＞

●**慢性支氣管炎**　杏仁壓扁後，放入冰糖做成杏仁糖，每天早晚九公克，服用十天。

●**咳嗽、氣喘**　杏仁六〇公克和黑芝蔴六〇公克，放在平底鍋中壓扁，每天早晚二次，服用三公克。

●**蟯蟲**　生杏仁十二公克要壓扁，並加上蔴油二mℓ，於睡前塗在小孩的肛門，時間爲五天。

無花果

性＝平　味＝甘

無花果能促進消化，制止下痢，並有通便和解毒的作用。

〈最有效的食用方法〉

●胃腸虛弱　無花果曬乾後切成一公分左右，用弱火炒至呈黑色，每天一〇公克煮成茶來喝。

●腸炎　無花果二個和水三〇〇mℓ，煮至半量後，每天早晚飲用二次。

●疣痔　把新鮮的無花果十五個和水二公升，煮好以後，用來清洗肛門。

●香港脚　揉無花果的葉，用壓出的汁塗在患部。

●疣　揉無花果的葉，然後用流出的白色汁液塗在患部。

梅子

性＝温　味＝酸

梅能幫助消化、增進食慾，又有解毒、去痰和驅蟲的作用，還能收濇小便，止汗固液，對下痢也很有用。

〈最有效的食用方法〉

●**心臟激烈跳動**　未成熟的梅子一〇個，連同黑砂糖，放在水中煮，煮得熟爛，再慢慢食用。

●**神經痛、坐骨神經痛、肩膀酸痛**　同樣使用未成熟的梅子，做成梅酒，不過要保存一個月才能食用。

●**蛔蟲**　鍋內放梅子一〇個，煮成汁後飲用。

●**夏天食慾不振**　梅子二〇公克、山楂子十五公克、黑砂糖二〇公克，加入一公升的水，煮二十分鐘，冰冷後即可飲用，就是俗稱的「酸梅湯」，喝後不再口渴，還可增加體內的水分，並增進食慾。

柿子

性＝寒　味＝甘

柿子能潤肺止咳和消炎，又有止渴的作用。

＜**最有效的食用方法**＞

●**打嗝**　柿子三〇公克煮好後食用。

●高血壓、痔瘡、便秘　飲用新鮮的柿子汁，加水服用，每天半碗。

●感冒　曬乾的柿子二個切細，加水三六〇ml，用弱火煮至半量，呈泥狀，每天食用三～四次。

奇異果

性＝寒　味＝酸

奇異果有滋養強壯的作用，而且能消炎和止渴。

<最有效的食用方法>

●高血壓　奇異果一個和生的枸杞一〇個，此為一天分。

●糖尿病　山藥粉五〇公克和冷水攪拌，及奇異果半個一起食用。

黃馨

性＝平　味＝甘

黃馨能補肺，治療呼吸困難和咳嗽，又有排尿和解毒的作用。

＜最有效的食用方法＞

●咳嗽　黃馨十二公克和桑葉十二公克一起煮來吃，並加上蜂蜜，以上是成人的一天量。

●夜尿症　每晚睡前食用。五歲三個，十歲五個，十歲以上八個。

●白帶　黃馨四個和蛋一個，放在碗中蒸來吃。

栗

性＝温　味＝甘

栗有補腎、健胃、活血和止血的功用，俗稱「乾果之王」。

＜最有效的食用方法＞

●中老年人的腎虛症、全身倦怠　每天早上食用三個生栗。

●老人氣喘　平底鍋中放油、栗六〇公克和豬油一〇〇公克，炒好即可食用。

●小兒下痢　鍋內放栗三〇公克、黑棗十五個、茯苓十二公克、米六〇公克和水一・五ℓ，用弱火煮二十分鐘，即可食用，以上爲三次分。

※唐時，栗乃腎之乾果，能增強性能力，對小腿酸痛和排尿不順的人也很有效，但是不能吃得太多，而且最好是把生的栗放在空氣中讓它乾掉。

胡桃

性＝温　味＝甘

胡桃有滋補強壯的效果，又具有整腸、通便和促進血液循環的作用，也能治療精神不安、心臟激烈跳動、失眠和健忘症，但是因為性溫，消化機能衰弱的人不要吃得太多。

＜最有效的食用方法＞

●**高血壓、目眩**　胡桃、黑芝蔴、枸杞和五味子各二〇〇公克和菊花五〇公克放在爐中乾燥後磨成粉，並加上一公升的蜂蜜，每天早晚一〇公克加水飲用。

●**尿道結石**　胡桃四〇〇公克加油輕炒，每天食用四〇公克。

●**慢性氣喘**　胡桃一〇公克和薑一公克，含在口中慢慢咀嚼。

●**腰痛**　胡桃不剝殼放在火中烤，烤好後剝掉殼吃裏面的肉，約五～七個，可以配以米酒或高粱酒。

※胡桃在唐朝時非常流行，能使皮膚柔軟細緻，臉上光采煥發，頭髮黑亮，既可作為女性的點心，也可做為美容食品。

石榴

性＝温　味＝甘酸

石榴有止渴、促進消化、制止下痢、驅除蛔蟲、止血和抗菌。『本草綱目』中曾有記載，石榴對酒醉的人也相當有效。

＜最有效的食用方法＞

●**宿醉**　石榴二個放在果汁機中攪拌，冰冷後飲用。

●**白帶**　石榴十五公克煮來喝。

●**香港脚**　將石榴果的汁液塗在患部。

●**口臭**　石榴的果實加上稀薄的茶飲用，要經常漱口，若是石榴無果實，用葉也可以。

西瓜

性＝寒　味＝甘

西瓜有退熱、解暑、解渴、除浮腫、去胸悶、降壓和排尿的作用，其中以做爲排尿劑的作用最多，甚至在盛夏時，連皮都可以食用，做爲藥用時，常會使用白色的外皮部分。

〈最有效的食用方法〉

●**高血壓**　白色的外皮二〇公克、草決明一〇公克和水一公升，用強火煮三分鐘，每天飲用。

●**糖尿病**　白色的外皮二〇公克、冬瓜皮二〇公克、天花粉十二公克和水一公升，煮好後當作茶喝。

●**慢性腎炎**　水三公升、西瓜的外皮（青色部分也要）一公斤，煮三十分鐘，然後用紗布過濾煮至一ℓ，每天喝一公升。

梨子

性＝寒　味＝甘微酸

梨子可促進身體正常分泌內分泌，又能解熱、止渴、化痰和降血壓，但是梨子性寒，所以病後、產後、身體衰弱或腹部經常冷痛的人不適宜食用。

＜**最有效的食用方法**＞

●**氣喘病**　蜂蜜三〇ｃｃ和切片梨子五〇公克，用弱火煮一小時，煮軟後食用，最好在晚上睡前食用。

●**慢性咳嗽**　梨子五〇〇公克做成果汁後，倒入鍋中，並放入冰糖五〇〇公克，用弱火慢慢煮，早晚飲用二〇mℓ。

●**喉嚨腫大**　飲梨子汁。

棗子

性＝温　味＝甘

棗子，漢方稱做黑棗，可治糖尿病、喉嚨痛、胃痛和胃痙攣，而且有益脾胃，更是養血安神的補藥，另外，對脾胃虛弱、氣力不足、貧血和失眠也很有效。

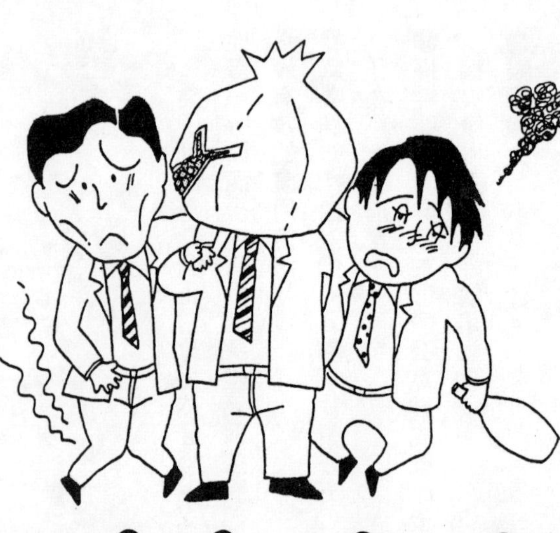

＜最有效的食用方法＞

●**不眠症**　棗子二〇個、炒酸棗仁五〇公克和水，水要浸滿食物，用弱火煮，棗子會吸收水分，食用時要剝皮。

●**健忘症**　鍋內放棗子十五個、遠志十五公克和水，水要浸滿食物，用弱火煮，棗子會吸收水分，食用時剝皮。

●**血小板減少性紫斑症**　每天煮二〇個棗子，食用時要剝皮。

●**胃弱**　皮先剝掉並取出棗核，用弱火烤後磨成粉末，然後放入少許的薑，食用時要加白開水。

※棗子早在三千年前就有栽培，乃是『神農本草經』中的「上藥」，甚為人所重視，作為藥用的黑棗，都是成熟而且乾燥，生棗還可作為水果食用。二千年前的『傷寒論』中曾記載一一三種處方，其中有六三種處方使用黑棗，由此可知，黑棗如何受人重視。在中國有個習慣，吃肉以後順便吃五～六個黑棗，為的是保護胃，以免受到刺激。

香蕉

性＝寒　味＝甘

香蕉能清熱、潤腸（潤滑乾燥的腸）和解毒，其中最引人注意的是潤腸緩和作用，古代的中醫書曾說明何謂潤腸作用，好比河流中沒有水，船就行不動，同樣的道理，腸內沒有水，糞便就不能通，這時候，可食用香蕉有潤腸的作用。

〈最有效的食用方法〉

●高血壓　香蕉五〇公克煮好後食用。

●**便秘**　水一〇〇mℓ、香蕉一根和蜂蜜二〇cc，煮好後飲湯，香蕉也可以吃。

葡萄　　性＝平　味＝甘酸

葡萄有滋養強壯的作用，又能增進食慾，且有助排尿。

＜最有效的食用方法＞

●**神經痛**　葡萄一〇〇公克、薑五〇公克做成飲料，或把葡萄五〇公克煮成湯喝。

●**貧血目眩**　葡萄五〇〇公克、桑椹二〇〇公克作成果汁，然後加上蜂蜜二〇cc或黑砂糖，煮二十分鐘。

●**食慾不振**　吃九公克葡萄乾。

※一看到葡萄就想到絲路，蔔葡的糖質很高，又有助消化，所以，只要食用葡萄就能進行長途旅行，唐朝時已認定葡萄能耐風寒。三國時代的英雄曹操如果喝醉了就吃葡萄，頭腦即可變得清醒，唐代醫書『食療本草』中提到，眼睛不好的人不宜食用葡萄。

橘子

性＝涼　味＝甘酸

橘子從外到裏，都可做藥使用，有健胃、止渴和排尿的作用，依其部位而言，皮可增進食慾，種子可治脫腸，葉是治療生理不順和咳嗽，裏面的白絲還可治療咳嗽、氣喘、胸部鬱悶、狹心症和小兒的食慾不振。

〈最有效的食用方法〉

●**食慾不振**　橘子皮五公克、加開水飲用（最好使用乾燥一年以上的）。

●**預防感冒**　水三〇〇mℓ、橘子皮一〇公克、生薑一〇公克、蘇葉一〇公克和黑砂糖一〇公克、用中火煮至一五〇mℓ，然後用紗布過濾液體即可飲用。

●**咳嗽**　橘子皮、乾薑和神麴同量，烤乾磨成粉，然後放三公克在味噌湯中，即可飲用。

●**腰痛**　米酒或高粱酒五〇〇mℓ、橘子的種子五〇公克和杜仲五〇公克做成藥酒，並放在瓶中保存一個星期，早晚飲用一〇mℓ。

●口臭　新鮮的橘子皮煮來飲用。

桃子

性＝温　味＝甘酸

桃子能補氣，使血液循環良好，皮膚也不會粗糙，對慢性的微熱（睡時流汗）有效，桃仁可通便和止咳，對生理不順和不正常的出血也很有效，桃花可以清除水腫，桃葉可殺蟲，桃樹皮可治療泌尿器官的結石。

＜最有效的食用方法＞

●脫毛　桃仁三個、榧子三個和側柏葉二〇公克，加水成泥狀，然後放在鍋中煮，並加開水使之稀薄，而後用來洗頭。

●尿呈白濁色、汗疹　桃葉十片壓汁，加冰糖用熱開水沖泡，蓋好後即可飲用。

蘋果

性＝涼　味＝甘

蘋果有健胃、整腸的作用，又能止渴和降血壓，同時有美容的效果。

〈**最有效的食用方法**〉

●**急性下痢**　蘋果一個切好後，煮過食用。或是切好後和山藥二〇公克加水煮，煮好後即可食用。

●**遺精**　切好的蘋果一個、山萸肉一〇公克和水，水要浸滿食物，煮好後食用。

●**慢性下痢**　水五〇〇mℓ和蓮肉二〇公克，煮十分鐘，再放入糯米一〇公克和切好的蘋果一個，用強火煮開後，再以弱火煮二十分鐘，最後用強火煮開後關火，並蓋上鍋蓋五分鐘。

●**腎臟病**　蘋果不削皮切片，吹乾後食用。

※蘋果又稱固濇藥，固濇就是不讓身體所需要的養分流出，如果白天容易流汗、遺精和下痢的人，可以食用蘋果。另外，蘋果在明朝時被認爲是治療糖尿病的水果。

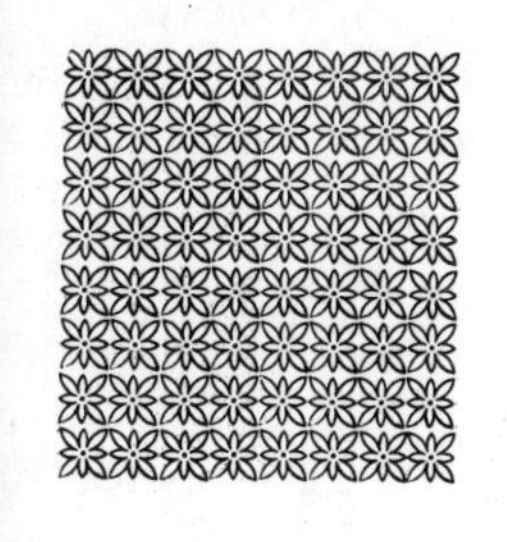

第五章 能提高藥膳效果的中藥

當作藥膳的主要材料有29種，藥效如下

阿膠

性‖平　味‖甘

●是用驢皮做成的。

●早在秦代，就被認爲是極具藥效之物，起初是用牛和馬的皮做成，結果發現驢皮較爲有效，煮時所用的水最好使用山東省阿縣的阿井，經過最近的研究，阿井的水中含有大量的礦物質（鈣、鉀、鈉、鎂），呈微綠色。

本藥兩千年來一直是王侯的貢物，故又稱「貢膠」。

阿膠的做法相當麻煩，首先把黑色的驢皮放在鍋中煮一個禮拜，每天加水一次，而且必須是阿井的水，並要放好幾次的冰糖和紹興酒，使之濃縮，價值才高。最近也有很多用牛和馬的皮做成的阿膠，有一個方法可以鑑定何者是良品，把無臭味的阿膠折斷，在黑茶色中帶有一點黃色才是好的。

＜藥效＞能養血，對產後貧血、生理障礙和肝病也很有效，又有美容的效果，每天早上三公克加水服用。長久以來，一直被中國女性做爲「內部的化粧法」，可是，動脈硬化的人不宜食用。

茵蔯

性＝平　味＝苦

●乾燥的菊花科河原艾草的幼苗。

●日本稱做綿茵蔯，東漢神醫華陀已使用茵蔯來治療黃痨病（黃疸）。

〈藥效〉　茵蔯的藥效在現代科學中已被肯定，具有益胆、改善肝臟障礙和抗炎的作用。

在中國，如果遇到急性肝炎的流行時期，就會大量準備茵蔯和黑棗做成的稀飯來預防肝炎。採取茵蔯最好的時間是一月。

淫羊藿

性＝温　味＝甘微辛

●乾燥的小蘗科穗咲錨草。

●絲路地方有一種好淫的雄羊，一天能和一〇〇匹的雌羊交配，根據調查的結果，這種羊是吃了一種名爲藿草的植物，故命名爲淫羊藿。

＜藥效＞　根據現代醫學的研究，本藥能興奮性神經，促進精液的分泌，所以精力減退、遺精、頻尿和性無能的人適宜食用，另外，對神經痛的人也有效。

如果是做爲藥酒，就把淫羊藿五〇公克浸在米酒或高粱酒五〇〇mℓ中，保存二星期後，早晚飲用二次（一次二〇mℓ），但是，性興奮過急或是有糖尿病的人不要食用。

黃耆

性＝温　味＝甘

●乾燥的豆科的根。

●最早記載在『神農本草經』一書中，大概有兩千年的歷史，因本藥生在北方，故又名「北耆」。

＜藥效＞　黃耆有三種作用，一是促進呼吸機能，五百年前，元人利用它來製造玉屏風散處方，顧名思義，在體外做一個屏子把藥分散，現在的黃耆則是咳嗽和氣喘病的特效藥。

一是增進食慾，提高消化機能，若是身體虛弱，也可以用來改善體質，效果很好。

想排尿，就使用曬乾的黃耆，想治療咳嗽，就和蜂蜜一起炒來吃，想提高消化機能，就和小麥殼一起炒。但是，發燒、便秘、微熱、口渴和出血的人，最好不要使用。

銀茸

性＝平　味＝甘

●白木耳科的白木耳。

●木耳有白色和黑色兩種，黑色比較便宜，白色可做爲補藥用，所以購買白木耳要到藥店。

〈**藥效**〉一般人多用黑色木耳，若是因痔瘡而出血過多或是貧血的人，可以使用木耳二〇公克、黑棗二〇個和黑砂糖十五公克一起煮，煮好即可食用。

白木耳就是所謂的銀耳，比黑木耳含有更豐富的植物性膠質，如果浸在水中，會膨脹二十倍，中國人的習慣是銀耳和枸杞一起煮，聽說銀耳具有不老長壽的藥效，當然也具有和黑木耳同樣的藥效。

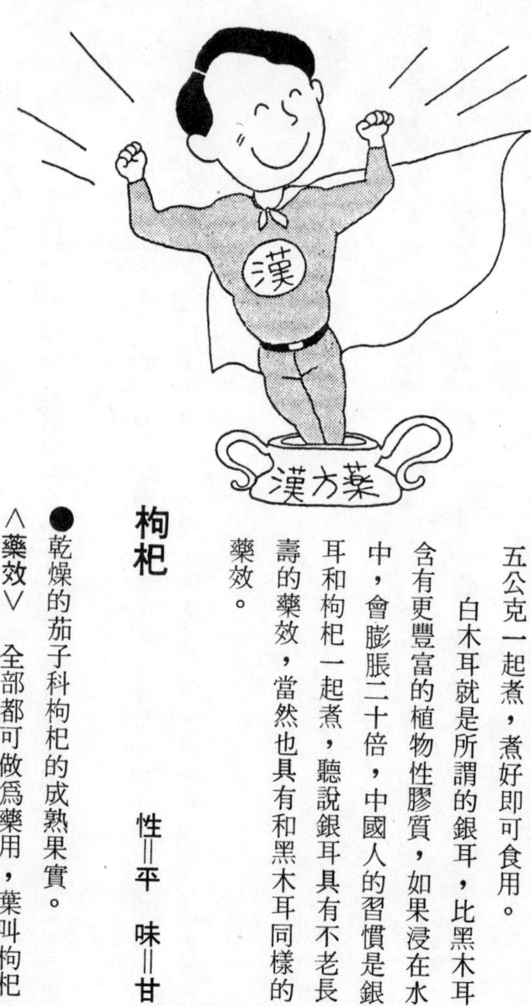

枸杞

性＝平　味＝甘

●乾燥的茄子科枸杞的成熟果實。

＜藥效＞　全部都可做爲藥用，葉叫枸杞葉或天精草，果實就是枸杞，或稱天精

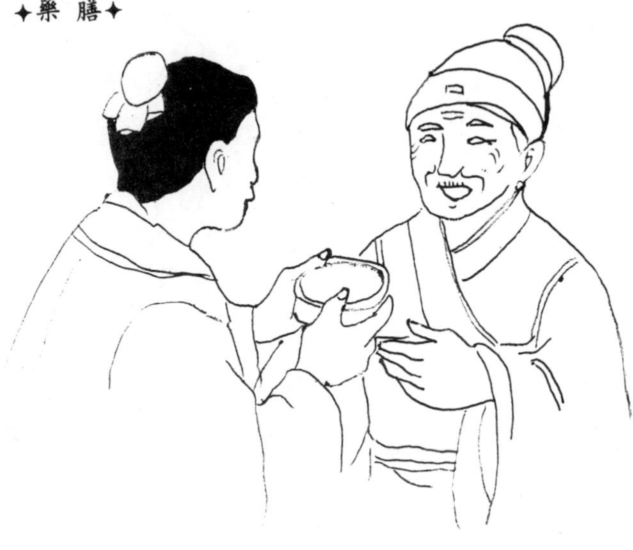

子，具有清熱、止渴、祛風（治感冒）和明目（恢復視力），還可做爲長壽不老的藥，大多數人都喜歡把枸杞浸在酒中做成藥酒。

枸杞，是一種補藥，對治療腎虛、遺精、性無能、精神和身體衰弱、視力減退、體重減輕、糖尿病和肺結核很有效。

一般人過了五十歲以後，精力會漸漸衰退，爲了預防，可以每天食用枸杞三～五公克，或是加在稀飯或菜肴中。藥酒的做法是把枸杞一〇〇公克浸在五〇〇公克的酒中，二星期後才能飲用，胃腸虛弱的人，可加上二〇公克的朝鮮人參。

芡實

性＝平　味＝甘

●乾燥的睡蓮科鬼蓮花的種子。

〈藥效〉『神農本草經』列爲上藥，具有益腎補脾和鎮靜收斂的效果，又能滋養、強壯，也是一種鎮痛藥，更能治療夜尿症、白帶、遺精、痛風和腰、膝蓋的關節痛。

中國人常在食物中放入芡實，使得味道更爲甜美。

五味子

性＝温　味＝酸

●乾燥的目蓮科五味子的果實。

●因爲有酸、苦、甘、辛、鹹五種味道，故命名爲五味子。效用依產地而有不同，品質最好的是產在中國的北方，不但果肉肥厚，味道濃，且有光芒。

〈**藥效**〉 有滋養強壯、止汗和止瀉的作用，對治療遺尿、遺精、失眠和精神不穩定很有效，也可做爲補劑，但是遇到發燒或咳嗽要停止使用。

根據最近的研究報告，五味子還有降低血中GOT和GPT的作用，並能改善肝障礙。

柴胡

性＝寒　味＝苦

●乾燥的芹科柴胡的根。

●以日本產的品質最好，較佳的是肥大，帶點潤濕且香味強烈的。

〈**藥效**〉 適宜腹痛、腹脹、易怒、精神不穩和幻想等患者，在中醫理論上，這些都是屬於肝病症狀，而經過現代醫學的研究，本藥的確能改善肝障礙，適合肝病患者。

柴胡的根中含有多種藥效，不但可以治療肝病，也有抗炎作用，對敏感、脂肪代謝及壓力也很有效，這些都可以從古代的處方中得到證明。

山楂子

性＝温　味＝酸

●乾燥的薔薇科山楂子的果實。

〈藥效〉有助消化機能和強胃，還可以使血液流通良好，對胸痛和腹痛也很有效。譬如，食用油質和肉類以後，服用山楂子，能夠幫助消化，產後食用也能消除腹痛。

根據現代醫學的研究，如果採用口服的方式，那麼本藥會使胃中的酵素分泌增加，也就是促進了消化，還可以擴張血管，使冠狀動脈的血流量增加。

山茱萸

性＝微温　味＝酸

●乾燥的水木科山茱萸的果實，外殼要剝掉。

＜藥效＞『本草綱目』中曾記載本藥能「強壯虛弱身體，增進精力，又能安五臟，通九竅（使體內的耳、鼻等九穴通順），而且能調整排尿量，長期服用，能使眼睛明亮，身體強壯，長生不老。」而另外，對強壯強精也很有效，尤其適合遺精、夢遺和性無能。

作藥膳材料使用時（外殼要剝掉），先準備二〇粒浸在溫水十分鐘，待果實軟後，再蒸十五分鐘，每天食用較好。

山藥

性＝微溫　味＝甘

●乾燥的山薯科長芋的根莖，分野生和栽培兩種，作藥材的話要使用野生的比較好。

●本藥在『山海經』中的記載，原名爲「薯蕷」，後來因爲避諱唐代皇帝的先祖的名字「蕷」，而改名爲「山藥」。

＜藥效＞　李時珍在『本草綱目』中記載本藥能滋補胃腸虛弱和性機能，所以鼓勵人們食用山藥，明代的『藥品化義』也提到「山藥和普通的補藥不同之處在山藥是慢慢的補養，像老人的咳嗽，可以長期服用本藥和米、栗做成的稀飯。」山藥粥中如果加上蛋黃，可以治療慢性下痢，如果加上半夏，可以治療嘔吐。

由此可知，山藥的用途很多，但是，以白色的粉末比較好。

地黃

生地黃（乾地黃） **性＝寒 味＝甘**

●乾燥的胡麻葉草科生地黃的塊狀根。

＜藥效＞ 主要是用來治療和血液有關的各種疾病，譬如鼻出血和尿出血。身體如果過熱，血液循環就會加快，但太熱的話就會出血，生地黃不只可以止血，還可以涼血，八味地黃丸即是利用生地黃做爲配藥的有名處方。

熟地黃

性＝温　味＝甘

●生地黃浸在酒中，用火蒸後，再拿去曬，這樣的過程要做九次，中國人稱做九地（藥名）。

<**藥效**>　生地黃性寒，加工後變成溫性，就是熟地黃，適合身體陽氣不足（體冷）的人，生理不順的人也可以用，有名的六味地黃丸就是爲了補陰（身體虛弱）而使用熟地黃所配製的藥，它可以治療老人虛弱所發生的疾病。

車前子

性＝寒　味＝甘

●乾燥的大葉子科的車前子的成熟種子。

<**藥效**>　適用於口渴、咳嗽、手脚浮腫和小便困難等熱性症狀。

另外，對眼睛的疾病也很有效，所以治療老人的白內障，要使用車前子和枸杞，若是急性結膜炎則使用車前子和菊花。

車前子不能生食，要浸在塩水裏，然後用紗布包起來，煮成湯。

車前子的葉稱車前草，可以食用，古時民間當作藥來使用，『華氏中藏經』和『名醫別錄』都有記載。

丹參

性＝微寒　味＝苦

●乾燥的紫蘇科丹參的根。

＜藥效＞有促進血液循環的作用，對動脈硬化、心臟病、慢性肝炎和女性的生理障礙也很有效。

被稱做「婦人聖藥」的四物湯，如文字所表示的，除了當歸以外還有其他三種中藥，對婦女產前產後的疾病或有關血液的疾病很有效，丹參和四物湯有著相同的作用，在『神農本草經』中列爲上藥，在『名醫別錄』中又名「赤參」，因爲根部呈紅色。

煮的時間較久後，苦味會消失，這時可和糯米、黑砂糖煮成稀飯，對動脈硬化和慢性肝炎非常有效。

朝鮮人參

性＝微寒　味＝苦

●乾燥的五加科人參的根。

●古時稱「神藥」，因具有起死回生的作用，明代『本草綱目』中有六十七種處方介紹朝鮮人參，另外，與朝鮮人參有關的書也很多，如『人參傳』、『人參考』、『人參譜』等。

購買朝鮮人參要注意的是，無論是中國的或韓國的都可以，根和莖中間的部分要丟掉，只要使用根的本體，根的頭稱「呂」，有毒，食用後會嘔吐。

〈**藥效**〉　根據最近的研究報告，人參有興奮神經中樞和降低血糖的作用，還能促進分泌陰士林，及增進胆固醇的代謝，抵抗壓力，並增進男性荷爾蒙的分泌，抑止血液凝固，抵抗潰瘍，加強免疫力。

服用以後，如果手脚發熱或心神不定，就要馬上停止，特別是發高燒、出血和高血壓的人要愼重使用。

處方中如果有朝鮮人參，要先把人參煮二〇～三〇分鐘（使用鐵製的鍋）在食用朝鮮人參的期間，不要飲用咖啡或紅茶。

田七

性＝温　味＝甘

●乾燥的五加科三七的根。

●栽培本藥並不容易，播種後要經過三年至七年才能夠收穫，所以命名爲三七，以中國雲南文山所出產的最好，又名「金不換」，意思就是用金子交換也不願意。

<藥效>　對止血、去痰、消腫和止痛有效，還能治療吐血、鼻塞、血便、血尿、子宮出血和打傷，及增加血小板，有止血的作用。

天麻

性＝微溫　味＝甘

●乾燥的蘭科寄生植物鬼稜草的根莖。

●天蔴，在三國時的『吳晉本草』中稱爲「神草」，南北朝時，才以「天蔴」一名見於『開寶本草』，本意是「天所植之蔴，也是仙人所植，發芽於深山之中，凡人所植之蔴不能稱作天蔴」。

＜藥效＞　高血壓病人往往發生中風、精神不安、頭痛和關節炎等症狀，這些都可以使用天蔴來治療。先蒸好天蔴，蒸好後切片和魚肉一起食用，或是磨成粉，每天服用二公克。

當歸

性＝温　味＝甘

●乾燥的芹科當歸的根。

●本藥爲「生理藥的王牌」，也是「婦人之友」，是女性不可缺少的藥。

＜藥效＞　當歸依其部位可分歸頭、歸身和歸尾三部分，歸頭適用於出血過多，歸身可補血，歸尾可治療瘀血，因加工的方法不同，性能也有所不同，譬如放在酒中能補血，使血液循環良好，浸在醋中有止血的作用，埋在土中對因出血而引起的下痢或食慾不振有效。

最近，發明一種當歸的注射劑、錠劑和膏劑，但是仍然無法和古時的使用方法相抗衡。

根據最近的科學研究，當歸有鎮痛、解熱、降血壓、擴張末梢血管、抑制血液凝固、抗炎、消腫和免疫等作用，效用非常豐富。

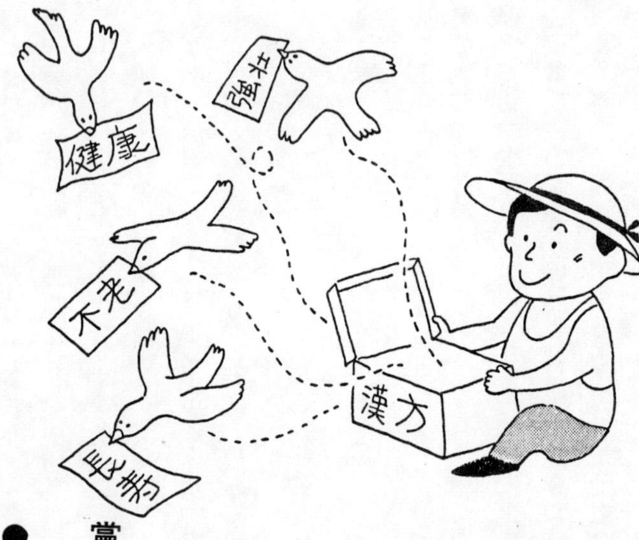

黨參　　性＝微溫　味＝甘

●乾燥的桔梗科目陰蔓人參的根。

<藥效> 爲朝鮮人參的弟弟，除了緊急的時候以外，都可以用黨參代替朝鮮人參，例如內臟下垂、子宮下垂和胃腸機能衰弱都可以食用補中益氣湯，在藥書中是以朝鮮人參作藥材，但是，也可以用三倍量的黨參代替。

另外，黨參和黃耆做成的稀飯，有滋補益氣的作用。

最近的研究顯示，黨參尙有強壯、補血和降血壓的作用。

菟絲子

性＝平 味＝辛

●乾燥的旋花的成熟種子。

●『神農本草經』把本藥列爲上藥，晉朝的『抱朴子』也提到本藥能「治腰膝酸痛和去風濕，並使眼睛明亮，長期服用以後，皮膚會光滑，老人會變得年輕。」

<藥效> 治療肝腎機能衰退、性無能、遺精、精子數量減少和精子活動衰退，對糖尿病也很有效，更是治療不孕症處方的主藥。

杜仲

性＝温　味＝甘

●乾燥的杜仲科杜仲的樹皮。

●『本草綱目』中記載，古時有一名杜仲的老人煮樹皮來喝，身體因此變得很強壯，又『神農本草經』也列本藥爲上藥。

<藥效>　能促進性機能，適用於脚腰疼痛、身體酸痛、無力和血壓降下的人，日本人習慣生食，最好是依照藥書，融於開水後加上塩巴，不但方法容易，對腎也好，效果比較高，中國人就是這樣加工做成處方的。

本藥一般都是做爲強壯強精之用，所以多做成杜仲酒，做法是杜仲五〇公克浸在三十五度的酒中，蒸好後保存一個星期，每天喝五mℓ。

肉蓯蓉

性＝温　味＝甘

●乾燥的浜空穗科蓯蓉的肉質莖。

●『神農本草經』把本藥列爲上藥，又稱做「沙漠人參」，因住在沙漠中的人，用火炒後食用。

＜藥效＞　由於含有豐富的脂肪，能潤腸，對老人的便秘很有效。

老人便秘，如果食用強烈的瀉劑，馬上就會下痢，因爲老人的腸不濕潤，因此要用肉蓯蓉來治療，『本草綱目』對肉蓯蓉的說明是「蓯蓉具有緩和的作用」，是一種很好用的藥，如果精力減退，長期服用本藥和羊肉，可以溫暖身體，效果很好。

馬齒莧

性＝寒　味＝酸

●乾燥的馬齒莧科馬齒莧的草。

●李時珍說：「本草因葉的構造像馬的牙齒一樣的並列，性質又滑利，跟莧的植物相似，故命名馬齒莧。」

<藥效>　中國人一向當作蔬菜來食用，有清熱、解毒和整腸的作用，也適用於下痢、排尿困難、白帶和痔瘡。罹患慢性下痢的人，可以每天食用加有馬齒莧的水餃或饅頭，浮腫的話，可用手揉一揉生的馬齒莧，揉好後敷在患部，浮腫就會消失。

半夏

性＝温　味＝辛

●乾燥里芋科半夏的根莖。

●半夏的毒性很強，一定要先加工，用生薑加工的稱薑半夏，用明礬水加工的稱清半夏。

<藥效>　主要是排除多餘的水分，並鎮壓嘔吐，古時的二陳湯即是治療以上的症狀，它主要是用半夏、陳皮做成的處方，可以做成湯或稀飯，使用半夏做成的漢方很多，大部分都是治療胃腸或是呼吸器官的疾病。

白朮

性＝温　味＝甘

●乾燥的菊花科朮的根莖。

〈藥效〉　能增加胃腸的作用，是治療慢性下痢所不可缺少的，也是八珍湯、人參養榮湯和胃風湯中的藥材，能排除身體多餘的水分，並可控制食慾，所以又有減肥的作用。

　生白朮（乾燥）不能食，因爲含有的脂肪會刺激胃腸產生嘔吐，所以要和泥土、小麥殼一起炒，藉以吸收油分。

茯苓

性＝平　味＝甘

●芝栖科茯苓的菌核切成圓狀。

●『淮南子』中曾有這樣的記載：「千年之松，下有茯苓」，『神農本草經』把本藥列爲上藥，並表示：「如果長期服用，可以安定精神，長生不老。」，所以歷代的醫生常常使用本藥。

<藥效> 安定神經，使消化機能順利，並排出體內的水毒，又因性能緩和，煮成稀飯可滋補身體，用法非常容易。清朝有一食醫因做茯苓糕而得到慈禧太后的賞賜，現在有茯苓糖和茯苓蛋糕，同樣受到很多人的歡迎。

現代醫學認爲茯苓能防止胃潰瘍，並有降低血糖、制止血液凝固和免疫的作用。

附子

性＝大熱　味＝大辛

●加工過的金鳳花科烏頭花的側根。

●側根稱附主，並根稱烏頭，加工的理由是因爲有劇毒，未加工的生附子絕對不能使用。

<藥效> 屬熱性的藥，適用於怕冷、手脚寒冷、腰痛和關節發炎，但是，身體強

壯的人不適宜。

和肉桂並稱桂附，和羊肉一起使用的用途很多。

根據最近的科學研究，附子有鎭痛、強心、擴張血管、抗炎、抗壓力和治療潰瘍的作用。

大展出版社有限公司	圖書目錄

地址：台北市北投區11204
致遠一路二段12巷1號
郵撥：0166955～1
電話：(02) 8236031
8236033
傳真：(02) 8272069

•法律專欄連載• 電腦編號58

台大法學院 法律學系／策劃
法律服務社／編著

①別讓您的權利睡著了① 200元
②別讓您的權利睡著了② 200元

•秘傳占卜系列• 電腦編號14

①手相術 淺野八郎著 150元
②人相術 淺野八郎著 150元
③西洋占星術 淺野八郎著 150元
④中國神奇占卜 淺野八郎著 150元
⑤夢判斷 淺野八郎著 150元
⑥前世、來世占卜 淺野八郎著 150元
⑦法國式血型學 淺野八郎著 150元
⑧靈感、符咒學 淺野八郎著 150元
⑨紙牌占卜學 淺野八郎著 150元
⑩ＥＳＰ超能力占卜 淺野八郎著 150元
⑪猶太數的秘術 淺野八郎著 150元
⑫新心理測驗 淺野八郎著 160元

•趣味心理講座• 電腦編號15

①性格測驗１ 探索男與女 淺野八郎著 140元
②性格測驗２ 透視人心奧秘 淺野八郎著 140元
③性格測驗３ 發現陌生的自己 淺野八郎著 140元
④性格測驗４ 發現你的真面目 淺野八郎著 140元
⑤性格測驗５ 讓你們吃驚 淺野八郎著 140元
⑥性格測驗６ 洞穿心理盲點 淺野八郎著 140元
⑦性格測驗７ 探索對方心理 淺野八郎著 140元
⑧性格測驗８ 由吃認識自己 淺野八郎著 140元
⑨性格測驗９ 戀愛知多少 淺野八郎著 140元

⑩性格測驗10	由裝扮瞭解人心	淺野八郎著	140元
⑪性格測驗11	敲開內心玄機	淺野八郎著	140元
⑫性格測驗12	透視你的未來	淺野八郎著	140元
⑬血型與你的一生		淺野八郎著	140元
⑭趣味推理遊戲		淺野八郎著	160元
⑮行爲語言解析		淺野八郎著	160元

・婦 幼 天 地・電腦編號 16

①八萬人減肥成果	黃靜香譯	150元
②三分鐘減肥體操	楊鴻儒譯	150元
③窈窕淑女美髮秘訣	柯素娥譯	130元
④使妳更迷人	成 玉譯	130元
⑤女性的更年期	官舒妍編譯	160元
⑥胎內育兒法	李玉瓊編譯	150元
⑦早產兒袋鼠式護理	唐岱蘭譯	200元
⑧初次懷孕與生產	婦幼天地編譯組	180元
⑨初次育兒12個月	婦幼天地編譯組	180元
⑩斷乳食與幼兒食	婦幼天地編譯組	180元
⑪培養幼兒能力與性向	婦幼天地編譯組	180元
⑫培養幼兒創造力的玩具與遊戲	婦幼天地編譯組	180元
⑬幼兒的症狀與疾病	婦幼天地編譯組	180元
⑭腿部苗條健美法	婦幼天地編譯組	150元
⑮女性腰痛別忽視	婦幼天地編譯組	150元
⑯舒展身心體操術	李玉瓊編譯	130元
⑰三分鐘臉部體操	趙薇妮著	160元
⑱生動的笑容表情術	趙薇妮著	160元
⑲心曠神怡減肥法	川津祐介著	130元
⑳內衣使妳更美麗	陳玄茹譯	130元
㉑瑜伽美姿美容	黃靜香編著	150元
㉒高雅女性裝扮學	陳珮玲譯	180元
㉓蠶糞肌膚美顏法	坂梨秀子著	160元
㉔認識妳的身體	李玉瓊譯	160元
㉕產後恢復苗條體態	居理安・芙萊喬著	200元
㉖正確護髮美容法	山崎伊久江著	180元
㉗安琪拉美姿養生學	安琪拉蘭斯博瑞著	180元

・青 春 天 地・電腦編號 17

①A血型與星座	柯素娥編譯	120元
②B血型與星座	柯素娥編譯	120元

⑥胃部強健法	陳炳崑譯	120元
⑦癌症早期檢查法	廖松濤譯	160元
⑧老人痴呆症防止法	柯素娥編譯	130元
⑨松葉汁健康飲料	陳麗芬編譯	130元
⑩揉肚臍健康法	永井秋夫著	150元
⑪過勞死、猝死的預防	卓秀貞編譯	130元
⑫高血壓治療與飲食	藤山順豐著	150元
⑬老人看護指南	柯素娥編譯	150元
⑭美容外科淺談	楊啟宏著	150元
⑮美容外科新境界	楊啟宏著	150元
⑯鹽是天然的醫生	西英司郎著	140元
⑰年輕十歲不是夢	梁瑞麟譯	200元
⑱茶料理治百病	桑野和民著	180元
⑲綠茶治病寶典	桑野和民著	150元
⑳杜仲茶養顏減肥法	西田博著	150元
㉑蜂膠驚人療效	瀨長良三郎著	150元
㉒蜂膠治百病	瀨長良三郎著	150元
㉓醫藥與生活	鄭炳全著	180元
㉔鈣長生寶典	落合敏著	180元
㉕大蒜長生寶典	木下繁太郎著	160元
㉖居家自我健康檢查	石川恭三著	160元
㉗永恒的健康人生	李秀鈴譯	200元
㉘大豆卵磷脂長生寶典	劉雪卿譯	150元
㉙芳香療法	梁艾琳譯	160元
㉚醋長生寶典	柯素娥譯	180元
㉛從星座透視健康	席拉・吉蒂斯著	180元
㉜愉悅自在保健學	野本二士夫著	160元
㉝裸睡健康法	丸山淳士等著	160元
㉞糖尿病預防與治療	藤田順豐著	180元
㉟維他命長生寶典	菅原明子著	180元
㊱維他命C新效果	鐘文訓編	150元
㊲手、腳病理按摩	堤芳郎著	160元
㊳AIDS瞭解與預防	彼得塔歇爾著	180元
㊴甲殼質殼聚糖健康法	沈永嘉譯	160元

・實用女性學講座・電腦編號 19

①解讀女性內心世界	島田一男著	150元
②塑造成熟的女性	島田一男著	150元
③女性整體裝扮學	黃靜香編著	180元
④女性應對禮儀	黃靜香編著	180元

・校園系列・電腦編號20

①讀書集中術	多湖輝著	150元
②應考的訣竅	多湖輝著	150元
③輕鬆讀書贏得聯考	多湖輝著	150元
④讀書記憶秘訣	多湖輝著	150元
⑤視力恢復！超速讀術	江錦雲譯	180元

・實用心理學講座・電腦編號21

①拆穿欺騙伎倆	多湖輝著	140元
②創造好構想	多湖輝著	140元
③面對面心理術	多湖輝著	160元
④偽裝心理術	多湖輝著	140元
⑤透視人性弱點	多湖輝著	140元
⑥自我表現術	多湖輝著	150元
⑦不可思議的人性心理	多湖輝著	150元
⑧催眠術入門	多湖輝著	150元
⑨責罵部屬的藝術	多湖輝著	150元
⑩精神力	多湖輝著	150元
⑪厚黑說服術	多湖輝著	150元
⑫集中力	多湖輝著	150元
⑬構想力	多湖輝著	150元
⑭深層心理術	多湖輝著	160元
⑮深層語言術	多湖輝著	160元
⑯深層說服術	多湖輝著	180元
⑰掌握潛在心理	多湖輝著	160元

・超現實心理講座・電腦編號22

①超意識覺醒法	詹蔚芬編譯	130元
②護摩秘法與人生	劉名揚編譯	130元
③秘法！超級仙術入門	陸　明譯	150元
④給地球人的訊息	柯素娥編著	150元
⑤密教的神通力	劉名揚編著	130元
⑥神秘奇妙的世界	平川陽一著	180元
⑦地球文明的超革命	吳秋嬌譯	200元
⑧力量石的秘密	吳秋嬌譯	180元
⑨超能力的靈異世界	馬小莉譯	200元

・養 生 保 健・電腦編號 23

①醫療養生氣功	黃孝寬著	250元
②中國氣功圖譜	余功保著	230元
③少林醫療氣功精粹	井玉蘭著	250元
④龍形實用氣功	吳大才等著	220元
⑤魚戲增視強身氣功	宮　嬰著	220元
⑥嚴新氣功	前新培金著	250元
⑦道家玄牝氣功	張　章著	200元
⑧仙家秘傳袪病功	李遠國著	160元
⑨少林十大健身功	秦慶豐著	180元
⑩中國自控氣功	張明武著	250元
⑪醫療防癌氣功	黃孝寬著	250元
⑫醫療強身氣功	黃孝寬著	250元
⑬醫療點穴氣功	黃孝寬著	220元
⑭中國八卦如意功	趙維漢著	

・社會人智囊・電腦編號 24

①糾紛談判術	清水增三著	160元
②創造關鍵術	淺野八郎著	150元
③觀人術	淺野八郎著	180元
④應急詭辯術	廖英迪編著	160元
⑤天才家學習術	木原武一著	160元
⑥猫型狗式鑑人術	淺野八郎著	180元
⑦逆轉運掌握術	淺野八郎著	180元
⑧人際圓融術	澀谷昌三著	160元

・精 選 系 列・電腦編號 25

①毛澤東與鄧小平	渡邊利夫等著	280元
②中國大崩裂	江戶介雄著	180元
③台灣・亞洲奇蹟	上村幸治著	220元
④7-ELEVEN高盈收策略	國友隆一著	180元

・運 動 遊 戲・電腦編號 26

①雙人運動	李玉瓊譯	160元
②愉快的跳繩運動	廖玉山譯	180元
③運動會項目精選	王佑京譯	150元

④肋木運動	廖玉山譯	150元
⑤測力運動	王佑宗譯	150元

・心 靈 雅 集・電腦編號 00

①禪言佛語看人生	松濤弘道著	180元
②禪密教的奧秘	葉逯謙譯	120元
③觀音大法力	田口日勝著	120元
④觀音法力的大功德	田口日勝著	120元
⑤達摩禪106智慧	劉華亭編譯	150元
⑥有趣的佛教研究	葉逯謙編譯	120元
⑦夢的開運法	蕭京凌譯	130元
⑧禪學智慧	柯素娥編譯	130元
⑨女性佛教入門	許俐萍譯	110元
⑩佛像小百科	心靈雅集編譯組	130元
⑪佛教小百科趣談	心靈雅集編譯組	120元
⑫佛教小百科漫談	心靈雅集編譯組	150元
⑬佛教知識小百科	心靈雅集編譯組	150元
⑭佛學名言智慧	松濤弘道著	220元
⑮釋迦名言智慧	松濤弘道著	220元
⑯活人禪	平田精耕著	120元
⑰坐禪入門	柯素娥編譯	120元
⑱現代禪悟	柯素娥編譯	130元
⑲道元禪師語錄	心靈雅集編譯組	130元
⑳佛學經典指南	心靈雅集編譯組	130元
㉑何謂「生」　阿含經	心靈雅集編譯組	150元
㉒一切皆空　般若心經	心靈雅集編譯組	150元
㉓超越迷惘　法句經	心靈雅集編譯組	130元
㉔開拓宇宙觀　華嚴經	心靈雅集編譯組	130元
㉕真實之道　法華經	心靈雅集編譯組	130元
㉖自由自在　涅槃經	心靈雅集編譯組	130元
㉗沈默的教示　維摩經	心靈雅集編譯組	150元
㉘開通心眼　佛語佛戒	心靈雅集編譯組	130元
㉙揭秘寶庫　密教經典	心靈雅集編譯組	130元
㉚坐禪與養生	廖松濤譯	110元
㉛釋尊十戒	柯素娥編譯	120元
㉜佛法與神通	劉欣如編著	120元
㉝悟（正法眼藏的世界）	柯素娥編譯	120元
㉞只管打坐	劉欣如編譯	120元
㉟喬答摩・佛陀傳	劉欣如編著	120元
㊱唐玄奘留學記	劉欣如編譯	120元

㊲佛教的人生觀	劉欣如編譯	110元
㊳無門關（上卷）	心靈雅集編譯組	150元
㊴無門關（下卷）	心靈雅集編譯組	150元
㊵業的思想	劉欣如編著	130元
㊶佛法難學嗎	劉欣如著	140元
㊷佛法實用嗎	劉欣如著	140元
㊸佛法殊勝嗎	劉欣如著	140元
㊹因果報應法則	李常傳編	140元
㊺佛教醫學的奧秘	劉欣如編著	150元
㊻紅塵絕唱	海　若著	130元
㊼佛教生活風情	洪丕謨、姜玉珍著	220元
㊽行住坐臥有佛法	劉欣如著	160元
㊾起心動念是佛法	劉欣如著	160元
㊿四字禪語	曹洞宗青年會	200元
51妙法蓮華經	劉欣如編著	160元

•經 營 管 理• 電腦編號 01

◎創新經營管理六十六大計（精）	蔡弘文編	780元
①如何獲取生意情報	蘇燕謀譯	110元
②經濟常識問答	蘇燕謀譯	130元
③股票致富68秘訣	簡文祥譯	200元
④台灣商戰風雲錄	陳中雄著	120元
⑤推銷大王秘錄	原一平著	180元
⑥新創意・賺大錢	王家成譯	90元
⑦工廠管理新手法	琪　輝著	120元
⑧奇蹟推銷術	蘇燕謀譯	100元
⑨經營參謀	柯順隆譯	120元
⑩美國實業24小時	柯順隆譯	80元
⑪撼動人心的推銷法	原一平著	150元
⑫高竿經營法	蔡弘文編	120元
⑬如何掌握顧客	柯順隆譯	150元
⑭一等一賺錢策略	蔡弘文編	120元
⑯成功經營妙方	鐘文訓著	120元
⑰一流的管理	蔡弘文編	150元
⑱外國人看中韓經濟	劉華亭譯	150元
⑲企業不良幹部群相	琪輝編著	120元
⑳突破商場人際學	林振輝編著	90元
㉑無中生有術	琪輝編著	140元
㉒如何使女人打開錢包	林振輝編著	100元
㉓操縱上司術	邑井操著	90元

㉔小公司經營策略	王嘉誠著	160元
㉕成功的會議技巧	鐘文訓編譯	100元
㉖新時代老闆學	黃柏松編著	100元
㉗如何創造商場智囊團	林振輝編譯	150元
㉘十分鐘推銷術	林振輝編譯	180元
㉙五分鐘育才	黃柏松編譯	100元
㉚成功商場戰術	陸明編譯	100元
㉛商場談話技巧	劉華亭編譯	120元
㉜企業帝王學	鐘文訓譯	90元
㉝自我經濟學	廖松濤編譯	100元
㉞一流的經營	陶田生編著	120元
㉟女性職員管理術	王昭國編譯	120元
㊱ＩＢＭ的人事管理	鐘文訓編譯	150元
㊲現代電腦常識	王昭國編譯	150元
㊳電腦管理的危機	鐘文訓編譯	120元
㊴如何發揮廣告效果	王昭國編譯	150元
㊵最新管理技巧	王昭國編譯	150元
㊶一流推銷術	廖松濤編譯	150元
㊷包裝與促銷技巧	王昭國編譯	130元
㊸企業王國指揮塔	松下幸之助著	120元
㊹企業精鋭兵團	松下幸之助著	120元
㊺企業人事管理	松下幸之助著	100元
㊻華僑經商致富術	廖松濤編譯	130元
㊼豐田式銷售技巧	廖松濤編譯	180元
㊽如何掌握銷售技巧	王昭國編著	130元
㊿洞燭機先的經營	鐘文訓編譯	150元
52新世紀的服務業	鐘文訓編譯	100元
53成功的領導者	廖松濤編譯	120元
54女推銷員成功術	李玉瓊編譯	130元
55ＩＢＭ人才培育術	鐘文訓編譯	100元
56企業人自我突破法	黃琪輝編著	150元
58財富開發術	蔡弘文編著	130元
59成功的店舖設計	鐘文訓編著	150元
61企管回春法	蔡弘文編著	130元
62小企業經營指南	鐘文訓編譯	100元
63商場致勝名言	鐘文訓編譯	150元
64迎接商業新時代	廖松濤編譯	100元
66新手股票投資入門	何朝乾　編	180元
67上揚股與下跌股	何朝乾編譯	180元
68股票速成學	何朝乾編譯	180元
69理財與股票投資策略	黃俊豪編著	180元

⑦⓪黃金投資策略	黃俊豪編著	180元
⑦①厚黑管理學	廖松濤編譯	180元
⑦②股市致勝格言	呂梅莎編譯	180元
⑦③透視西武集團	林谷燁編譯	150元
⑦⑥巡迴行銷術	陳蒼杰譯	150元
⑦⑦推銷的魔術	王嘉誠譯	120元
⑦⑧60秒指導部屬	周蓮芬編譯	150元
⑦⑨精銳女推銷員特訓	李玉瓊編譯	130元
⑧⓪企劃、提案、報告圖表的技巧	鄭 汶 譯	180元
⑧①海外不動產投資	許達守編譯	150元
⑧②八百伴的世界策略	李玉瓊譯	150元
⑧③服務業品質管理	吳宜芬譯	180元
⑧④零庫存銷售	黃東謙編譯	150元
⑧⑤三分鐘推銷管理	劉名揚編譯	150元
⑧⑥推銷大王奮鬥史	原一平著	150元
⑧⑦豐田汽車的生產管理	林谷燁編譯	150元

‧成 功 寶 庫‧電腦編號 02

①上班族交際術	江森滋著	100元
②拍馬屁訣竅	廖玉山編譯	110元
④聽話的藝術	歐陽輝編譯	110元
⑨求職轉業成功術	陳 義編著	110元
⑩上班族禮儀	廖玉山編著	120元
⑪接近心理學	李玉瓊編著	100元
⑫創造自信的新人生	廖松濤編著	120元
⑭上班族如何出人頭地	廖松濤編著	100元
⑮神奇瞬間瞑想法	廖松濤編譯	100元
⑯人生成功之鑰	楊意苓編著	150元
⑲給企業人的諍言	鐘文訓編著	120元
⑳企業家自律訓練法	陳 義編譯	100元
㉑上班族妖怪學	廖松濤編著	100元
㉒猶太人縱橫世界的奇蹟	孟佑政編著	110元
㉓訪問推銷術	黃靜香編著	130元
㉕你是上班族中強者	嚴思圖編著	100元
㉖向失敗挑戰	黃靜香編著	100元
㉙機智應對術	李玉瓊編著	130元
㉚成功頓悟100則	蕭京凌編譯	130元
㉛掌握好運100則	蕭京凌編譯	110元
㉜知性幽默	李玉瓊編譯	130元
㉝熟記對方絕招	黃靜香編譯	100元

㉞男性成功秘訣	陳蒼杰編譯	130元
㊱業務員成功秘方	李玉瓊編著	120元
㊲察言觀色的技巧	劉華亭編著	130元
㊳一流領導力	施義彥編譯	120元
㊴一流說服力	李玉瓊編著	130元
㊵30秒鐘推銷術	廖松濤編譯	150元
㊶猶太成功商法	周蓮芬編譯	120元
㊷尖端時代行銷策略	陳蒼杰編著	100元
㊸顧客管理學	廖松濤編著	100元
㊹如何使對方說Yes	程　羲編著	150元
㊺如何提高工作效率	劉華亭編著	150元
㊼上班族口才學	楊鴻儒譯	120元
㊽上班族新鮮人須知	程　羲編著	120元
㊾如何左右逢源	程　羲編著	130元
㊿語言的心理戰	多湖輝著	130元
51扣人心弦演說術	劉名揚編著	120元
53如何增進記憶力、集中力	廖松濤譯	130元
55性惡企業管理學	陳蒼杰譯	130元
56自我啟發200招	楊鴻儒編著	150元
57做個傑出女職員	劉名揚編著	130元
58靈活的集團營運術	楊鴻儒編著	120元
60個案研究活用法	楊鴻儒編著	130元
61企業教育訓練遊戲	楊鴻儒編著	120元
62管理者的智慧	程　義編譯	130元
63做個佼佼管理者	馬筱莉編譯	130元
64智慧型說話技巧	沈永嘉編譯	130元
66活用佛學於經營	松濤弘道著	150元
67活用禪學於企業	柯素娥編譯	130元
68詭辯的智慧	沈永嘉編譯	150元
69幽默詭辯術	廖玉山編譯	150元
70拿破崙智慧箴言	柯素娥編譯	130元
71自我培育・超越	蕭京凌編譯	150元
74時間即一切	沈永嘉編譯	130元
75自我脫胎換骨	柯素娥譯	150元
76贏在起跑點—人才培育鐵則	楊鴻儒編譯	150元
77做一枚活棋	李玉瓊編譯	130元
78面試成功戰略	柯素娥編譯	130元
79自我介紹與社交禮儀	柯素娥編譯	150元
80說NO的技巧	廖玉山編譯	130元
81瞬間攻破心防法	廖玉山編譯	120元
82改變一生的名言	李玉瓊編譯	130元

㉝性格性向創前程	楊鴻儒編譯	130元
㉞訪問行銷新竅門	廖玉山編譯	150元
㉟無所不達的推銷話術	李玉瓊編譯	150元

・處世智慧・電腦編號03

①如何改變你自己	陸明編譯	120元
②人性心理陷阱	多湖輝著	90元
④幽默說話術	林振輝編譯	120元
⑤讀書36計	黃柏松編譯	120元
⑥靈感成功術	譚繼山編譯	80元
⑧扭轉一生的五分鐘	黃柏松編譯	100元
⑨知人、知面、知其心	林振輝譯	110元
⑩現代人的詭計	林振輝譯	100元
⑫如何利用你的時間	蘇遠謀譯	80元
⑬口才必勝術	黃柏松編譯	120元
⑭女性的智慧	譚繼山編譯	90元
⑮如何突破孤獨	張文志編譯	80元
⑯人生的體驗	陸明編譯	80元
⑰微笑社交術	張芳明譯	90元
⑱幽默吹牛術	金子登著	90元
⑲攻心說服術	多湖輝著	100元
⑳當機立斷	陸明編譯	70元
㉑勝利者的戰略	宋恩臨編譯	80元
㉒如何交朋友	安紀芳編著	70元
㉓鬥智奇謀（諸葛孔明兵法）	陳炳崑著	70元
㉔慧心良言	亦　奇著	80元
㉕名家慧語	蔡逸鴻主編	90元
㉗稱霸者啟示金言	黃柏松編譯	90元
㉘如何發揮你的潛能	陸明編譯	90元
㉙女人身態語言學	李常傳譯	130元
㉚摸透女人心	張文志譯	90元
㉛現代戀愛秘訣	王家成譯	70元
㉜給女人的悄悄話	妮倩編譯	90元
㉞如何開拓快樂人生	陸明編譯	90元
㉟驚人時間活用法	鐘文訓譯	80元
㊱成功的捷徑	鐘文訓譯	70元
㊲幽默逗笑術	林振輝著	120元
㊳活用血型讀書法	陳炳崑譯	80元
㊴心　燈	葉于模著	100元
㊵當心受騙	林顯茂譯	90元

㊶心・體・命運	蘇燕謀譯	70元
㊷如何使頭腦更敏銳	陸明編譯	70元
㊸宮本武藏五輪書金言錄	宮本武藏著	100元
㊺勇者的智慧	黃柏松編譯	80元
㊼成熟的愛	林振輝譯	120元
㊽現代女性駕馭術	蔡德華著	90元
㊾禁忌遊戲	酒井潔著	90元
52摸透男人心	劉華亭編譯	80元
53如何達成願望	謝世輝著	90元
54創造奇蹟的「想念法」	謝世輝著	90元
55創造成功奇蹟	謝世輝著	90元
56男女幽默趣典	劉華亭譯	90元
57幻想與成功	廖松濤譯	80元
58反派角色的啟示	廖松濤編譯	70元
59現代女性須知	劉華亭編著	75元
61機智說話術	劉華亭編譯	100元
62如何突破內向	姜倩怡編譯	110元
64讀心術入門	王家成編譯	100元
65如何解除內心壓力	林美羽編著	110元
66取信於人的技巧	多湖輝著	110元
67如何培養堅強的自我	林美羽編著	90元
68自我能力的開拓	卓一凡編著	110元
70縱橫交涉術	嚴思圖編著	90元
71如何培養妳的魅力	劉文珊編著	90元
72魅力的力量	姜倩怡編著	90元
73金錢心理學	多湖輝著	100元
74語言的圈套	多湖輝著	110元
75個性膽怯者的成功術	廖松濤編譯	100元
76人性的光輝	文可式編著	90元
78驚人的速讀術	鐘文訓編譯	90元
79培養靈敏頭腦秘訣	廖玉山編著	90元
80夜晚心理術	鄭秀美編譯	80元
81如何做個成熟的女性	李玉瓊編著	80元
82現代女性成功術	劉文珊編著	90元
83成功說話技巧	梁惠珠編譯	100元
84人生的真諦	鐘文訓編譯	100元
85妳是人見人愛的女孩	廖松濤編著	120元
87指尖・頭腦體操	蕭京凌編譯	90元
88電話應對禮儀	蕭京凌編著	120元
89自我表現的威力	廖松濤編譯	100元
90名人名語啟示錄	喬家楓編著	100元

㉑男與女的哲思	程鐘梅編譯	110元
㉒靈思慧語	牧　風著	110元
㉓心靈夜語	牧　風著	100元
㉔激盪腦力訓練	廖松濤編譯	100元
㉕三分鐘頭腦活性法	廖玉山編譯	110元
㉖星期一的智慧	廖玉山編譯	100元
㉗溝通說服術	賴文琇編譯	100元
㉘超速讀超記憶法	廖松濤編譯	140元

・健康與美容・電腦編號04

①B型肝炎預防與治療	曾慧琪譯	130元
③媚酒傳（中國王朝秘酒）	陸明主編	120元
④藥酒與健康果菜汁	成玉主編	150元
⑤中國回春健康術	蔡一藩著	100元
⑥奇蹟的斷食療法	蘇燕謀譯	110元
⑧健美食物法	陳炳崑譯	120元
⑨驚異的漢方療法	唐龍編著	90元
⑩不老強精食	唐龍編著	100元
⑪經脈美容法	月乃桂子著	90元
⑫五分鐘跳繩健身法	蘇明達譯	100元
⑬睡眠健康法	王家成譯	80元
⑭你就是名醫	張芳明譯	90元
⑮如何保護你的眼睛	蘇燕謀譯	70元
⑯自我指壓術	今井義睛著	120元
⑰室內身體鍛鍊法	陳炳崑譯	100元
⑲釋迦長壽健康法	譚繼山譯	90元
⑳腳部按摩健康法	譚繼山譯	120元
㉑自律健康法	蘇明達譯	90元
㉓身心保健座右銘	張仁福著	160元
㉔腦中風家庭看護與運動治療	林振輝譯	100元
㉕秘傳醫學人相術	成玉主編	120元
㉖導引術入門(1)治療慢性病	成玉主編	110元
㉗導引術入門(2)健康・美容	成玉主編	110元
㉘導引術入門(3)身心健康法	成玉主編	110元
㉙妙用靈藥・蘆薈	李常傳譯	150元
㉚萬病回春百科	吳通華著	150元
㉛初次懷孕的10個月	成玉編譯	130元
㉜中國秘傳氣功治百病	陳炳崑編譯	130元
㉞仙人成仙術	陸明編譯	100元
㉟仙人長生不老學	陸明編譯	100元

㊱釋迦秘傳米粒刺激法	鐘文訓譯	120元
㊲痔・治療與預防	陸明編譯	130元
㊳自我防身絕技	陳炳崑編譯	120元
㊴運動不足時疲勞消除法	廖松濤譯	110元
㊵三溫暖健康法	鐘文訓編譯	90元
㊸維他命與健康	鐘文訓譯	150元
㊺森林浴—綠的健康法	劉華亭編譯	80元
㊼導引術入門(4)酒浴健康法	成玉主編	90元
㊽導引術入門(5)不老回春法	成玉主編	90元
㊾山白竹（劍竹）健康法	鐘文訓譯	90元
㊿解救你的心臟	鐘文訓編譯	100元
51牙齒保健法	廖玉山譯	90元
52超人氣功法	陸明編譯	110元
53超能力秘密開發法	廖松濤譯	80元
54借力的奇蹟(1)	力拔山著	100元
55借力的奇蹟(2)	力拔山著	100元
56五分鐘小睡健康法	呂添發撰	120元
57禿髮、白髮預防與治療	陳炳崑撰	120元
58吃出健康藥膳	劉大器著	100元
59艾草健康法	張汝明編譯	90元
60一分鐘健康診斷	蕭京凌編譯	90元
61念術入門	黃静香編譯	90元
62念術健康法	黃静香編譯	90元
63健身回春法	梁惠珠編譯	100元
64姿勢養生法	黃秀娟編譯	90元
65仙人瞑想法	鐘文訓譯	120元
66人蔘的神效	林慶旺譯	100元
67奇穴治百病	吳通華著	120元
68中國傳統健康法	靳海東著	100元
69下半身減肥法	納他夏・史達賓著	110元
70使妳的肌膚更亮麗	楊　皓編譯	100元
71酵素健康法	楊　皓編譯	120元
73腰痛預防與治療	五味雅吉著	100元
74如何預防心臟病・腦中風	譚定長等著	100元
75少女的生理秘密	蕭京凌譯	120元
76頭部按摩與針灸	楊鴻儒譯	100元
77雙極療術入門	林聖道著	100元
78氣功自療法	梁景蓮著	120元
79大蒜健康法	李玉瓊編譯	100元
80紅蘿蔔汁斷食療法	李玉瓊譯	120元
81健胸美容秘訣	黃静香譯	120元

㉜鍺奇蹟療效	林宏儒譯	120元
㉝三分鐘健身運動	廖玉山譯	120元
㉞尿療法的奇蹟	廖玉山譯	120元
㉟神奇的聚積療法	廖玉山譯	120元
㊱預防運動傷害伸展體操	楊鴻儒編譯	120元
㊳五日就能改變你	柯素娥譯	110元
㊴三分鐘氣功健康法	陳美華譯	120元
㊵痛風劇痛消除法	余昇凌譯	120元
㊶道家氣功術	早島正雄著	130元
㊷氣功減肥術	早島正雄著	120元
㊸超能力氣功法	柯素娥譯	130元
㊹氣的瞑想法	早島正雄著	120元

•家庭／生活• 電腦編號05

①單身女郎生活經驗談	廖玉山編著	100元
②血型•人際關係	黃靜編著	120元
③血型•妻子	黃靜編著	110元
④血型•丈夫	廖玉山編譯	130元
⑤血型•升學考試	沈永嘉編譯	120元
⑥血型•臉型•愛情	鐘文訓編譯	120元
⑦現代社交須知	廖松濤編譯	100元
⑧簡易家庭按摩	鐘文訓編譯	150元
⑨圖解家庭看護	廖玉山編譯	120元
⑩生男育女隨心所欲	岡正基編著	160元
⑪家庭急救治療法	鐘文訓編著	100元
⑫新孕婦體操	林曉鐘譯	120元
⑬從食物改變個性	廖玉山編譯	100元
⑭藥草的自然療法	東城百合子著	200元
⑮糙米菜食與健康料理	東城百合子著	180元
⑯現代人的婚姻危機	黃　靜編著	90元
⑰親子遊戲　0歲	林慶旺編譯	100元
⑱親子遊戲　1～2歲	林慶旺編譯	110元
⑲親子遊戲　3歲	林慶旺編譯	100元
⑳女性醫學新知	林曉鐘編譯	130元
㉑媽媽與嬰兒	張汝明編譯	180元
㉒生活智慧百科	黃　靜編譯	100元
㉓手相•健康•你	林曉鐘編譯	120元
㉔菜食與健康	張汝明編譯	110元
㉕家庭素食料理	陳東達著	140元
㉖性能力活用秘法	米開•尼里著	150元

國立中央圖書館出版品預行編目資料

吃出健康藥膳／劉大器編著，--二版，--臺北
市：大展，民85
面；　公分 --（健康天地；42）
ISBN 957-557-576-8（平裝）

1. 食物治療　2. 中國醫藥

418.91　　85000458

售價180元

吃出健康藥膳

編著者：劉大器
發行人：蔡森明
出版者：大展出版社有限公司
台北市北投區致遠一路二段十二巷一號
電話：（〇二）八二三六〇三一
　　　八二三六〇三三
傳眞：（〇二）八二七二〇六九
郵政劃撥：〇一六六九五五～一
登記證：局版臺業字第二一七一號
法律顧問：劉鈞男律師
承印者：高星企業有限公司
排版者：千賓電腦打字有限公司
電話：（〇二）八八三六〇五二
一九八七年（民76年）十月初版一刷
一九九六年（民85年）二月二版一刷

▲經銷處：全省各大書局
ISBN 957-557-576-8